KLINISCHE PSYCHOTHERAPIE INNERER KRANKHEITEN

SECHSTES FREIBURGER SYMPOSION

AN DER MEDIZINISCHEN UNIVERSITÄTS-KLINIK
VOM 2. BIS 4. MAI 1958

SCHRIFTLEITUNG
GÜNTER CLAUSER

MIT 6 ABBILDUNGEN

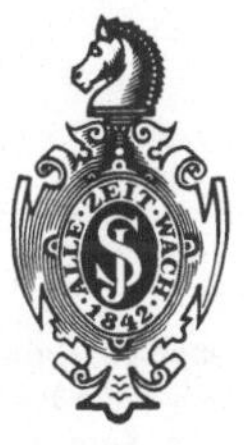

SPRINGER-VERLAG
BERLIN HEIDELBERG GMBH
1959

ISBN 978-3-540-02391-3   ISBN 978-3-642-94748-3 (eBook)
DOI 10.1007/ 978-3-642-94748-3

DRUCK: BRÜHLSCHE UNIVERSITÄTSDRUCKEREI GIESSEN

Zum Geleit

Wir feiern heute die Einweihung einer selbständigen „Abteilung für klinische Psychotherapie innerer Krankheiten" der Med. Univ.-Klinik Freiburg, die im Landhaus des Hohenzollernschlosses Umkirch bei Freiburg untergebracht ist. Die Abteilung wird von meinem langjährigen Mitarbeiter, Herrn Dozent Dr. CLAUSER, geleitet.

Daß eine Medizinische Univ.-Klinik eine eigene Psychotherapeutische Abteilung einrichtet, die von sachkundiger Hand geführt wird, ist sicherlich kein ganz neuer Gedanke. Herr JORES in Hamburg ist auf diesem Wege schon lange vorangeschritten. Und trotzdem hat sich dieser Gedanke noch keineswegs allgemein durchgesetzt. Deshalb lassen Sie mich mit kurzen Worten sagen, wie wir in Freiburg dazugekommen sind. Das erscheint mir schon deshalb notwendig, weil ich hier und dort Zeichen der Verwunderung vernommen habe, daß ausgerechnet dieser so somatisch ausgerichtete Chemotherapeut und Hämatologe, zu dem ich nun einmal abgestempelt bin, sich auf das Glatteis der Psychotherapie begibt, deren Methoden so diametral zu somatischen Forschungsmethoden stehen. Nun, die Antwort darauf ist sehr einfach: Ich leite eine Klinik nicht als Forscher, sondern als Arzt. Ein Arzt muß aber ein sehr weites Blickfeld haben, sonst ist er ein schlechter Arzt. Natürlich bin ich in einer Medizin aufgewachsen, in der die naturwissenschaftliche Denkweise zu glanzvollen Erfolgen geführt hat. Erfolge berauschen und trüben deshalb sehr leicht das Blickfeld. Aber bereits meine erste Betätigung am Krankenbett als Medizinstudent führte mich als Famulus in die Klinik FRIEDRICH VON MÜLLERs, der wohl eine der glänzendsten Erscheinungen am Himmel der naturwissenschaftlichen Medizin war. Aber auch in dieser naturwissenschaftlich ausgerichteten Klinik wurde eine Station, auf der ich arbeitete, von dem Psychotherapeuten Dr. HEYER geführt, den viele von Ihnen sicherlich kennen. Einer der ersten Eindrücke, die ich von der wissenschaftlich-medizinischen Forschung damals empfing, betraf die erstaunlichen Wirkungen hypnotischer Suggestion auf die Motorik des Magens, die ich damals selbst vor dem Röntgenschirm feststellen konnte.

Später hatte ich das Glück, eine der größten Arztpersönlichkeiten auf deutschen Lehrstühlen als Lehrer zu haben: WOLFGANG HEINRICH VEIL. Er war ein König im Reiche ärztlicher Kunst und wußte um das Unwägbare in der Heilkunde wie kaum ein anderer Bescheid. Er war ein großer Magier am Krankenbett und hatte unerhörte ärztliche Erfolge. Trotzdem stand er immer wieder vor Fällen, bei denen er mit seiner Kunst trotz aller Persönlichkeitswirkung nicht weiterkam und er selbst den Mangel einer schulgemäßen Psychotherapie tief empfand. Deshalb mußte stets einer seiner Assistenten schulmäßig Psychotherapie lernen. Daß einer der letzten dieser Veilschen Psychotherapieassistenten in seinem späteren Leben, an der Psychotherapie verzweifelnd, Röntgenologe wurde und noch im

Alter Chemie studierte, beweist nur, daß es ohne innere Überzeugung auch in der schulmäßigen Psychotherapie nicht geht und daß letzten Endes nicht der Inhalt eines spezifischen Systems entscheidend ist. Allein entscheidend ist die Tatsache, daß man ein System hat, das einem als Arzt die notwendige Selbstsicherheit für sein Handeln gibt.

Sie mögen aus diesen autobiographischen Bemerkungen sehen, daß ich doch etwas vorbelastet an die Einrichtung einer Psychotherapeutischen Abteilung an meiner Klinik gegangen bin. Aber auch ohne diese Vorbelastung wird jeder weitsichtige Arzt bei genügender Reife und Erfahrung zu sagen wissen, daß eine rein somatische Medizin in vielen Fällen zu wesentlichen Irrtümern führen muß. Selbst in einer Med.-Univ.-Klinik, in der das Schwergewicht des Krankenmaterials sich aus Fällen zusammensetzt, bei denen das Somatische weit überwiegt, finden sich immer wieder, in somatische Diagnosen eingehüllt, echte Organneurosen eingestreut. Ich könnte Ihnen dafür zahlreiche Beispiele aus unserem Erfahrungsgut nennen.

Aber für solche Fälle allein ist die Psychotherapie in einer inneren Klinik nicht vorbehalten. Jedes auch noch so somatische Krankheitsbild ist vom Psychischen her beeinflußbar, und es erscheint mir nützlich, daß diese leider allzu oft vernachlässigte Seite der Krankenführung an einer Univ.-Klinik lebendig und auch wissenschaftlich gepflegt wird. Dazu dient uns ein psychotherapeutisches Team, das in vielen Kolloquien und in der täglichen Arbeit auf die übrigen Ärzte der Klinik eine ausstrahlende Wirkung hat. Das sind gewiß Gründe dafür, daß eine psychotherapeutische Abteilung in einer inneren Klinik selbst verankert sein muß.

Dazu kommt noch ein weiterer Grund. Er liegt auf dem Gebiete der wissenschaftlichen Forschung. Die innere Medizin gibt uns hier noch ein weites Feld der Probleme auf, die der psychosomatischen Erforschung harren. Ich darf nur an die vielen Fragen suggestiver Einflußnahme auf innermedizinische Störungen erinnern. Welche Voraussetzungen bestehen zu suggestiver Einflußnahme

a) bezüglich der Persönlichkeitsstruktur des Kranken,

b) bezüglich der Art der Störung ?

Auf diese Fragen hat mein Mitarbeiter CLAUSER bereits bemerkenswerte Antworten gefunden. Ein zweites großes Forschungsgebiet betrifft die psychosomatische Konstitutionsforschung. Wir stehen hier erst am allerersten Anfang der Erkenntnis. Mein Mitarbeiter ENKE hat zu diesem Gebiet beim Krankheitsbild der Hypertonie, der Hyperthyreose und anginöser Zustände bereits wertvolle Beiträge geliefert. Ich darf an dieser Stelle dem verehrten Kollegen HEISS und seinen Mitarbeitern dafür danken, daß sie auf diesem Gebiete wissenschaftliche Fragestellungen gemeinsam mit uns bearbeiten wollen, wovon wir uns neue Einsichten erhoffen. Daß wir bei unserer wissenschaftlichen und praktischen psychosomatischen Arbeit auch auf das engste mit Herrn Kollegen RUFFIN und seinen Mitarbeitern verbunden sind, die sich auch unseren Problemen besonders aufgeschlossen zeigten, verleiht unserer Arbeit eine weitere Stütze und Sicherheit, die vor allem zur Abgrenzung von Psychosen und Psychoneurosen dringend notwendig ist.

Ich hoffe, Sie werden aus den folgenden Vorträgen von Herrn CLAUSER und seinen Mitarbeitern ENKE, KRAUSE und ROTAS ersehen, daß in unserer neuen Abteilung besonders günstige Bedingungen gegeben sind, unter denen Soma und Psyche in heilsamer Atmosphäre und unter richtiger ärztlicher Leitung gedeihen können. So darf ich wünschen und hoffen, daß unsere neue Abteilung ihren Zweck erfüllt, zum Wohle der Kranken, aber auch zum Wohle der Medizinischen Klinik und ihrer Ärzte und Studenten, die hier ihre Ausbildung finden. Mögen die künftigen Ärzte in einer solchen geistigen Atmosphäre starke Eindrücke mitnehmen und eine Prägung erhalten, welche sie befähigt, den künftigen schweren Anforderungen ihres Berufs in jeder Hinsicht voll gewachsen zu sein.

Prof. Dr. Dr. h. c. LUDWIG HEILMEYER

Vorwort

Das 6. Symposion der Freiburger Medizinischen Klinik besteht aus Vorträgen, die anläßlich der Einweihung der „Abteilung für klinische Psychotherapie innerer Krankheiten" vom 2.—4. Mai 1958 gehalten wurden. Diese erste selbständige psychotherapeutische Abteilung einer Medizinischen Universitätsklinik ist im Hohenzollernschen Landhaus in Umkirch bei Freiburg untergebracht. Ihre Errichtung durch Herrn Professor Dr. Dr. h. c. L. Heilmeyer entspricht einer folgerichtigen Entwicklung innerhalb der inneren Medizin. Wir sind nicht nur überzeugt davon, daß die Psychotherapie eine notwendige Bereicherung unserer Arbeit bedeutet, sondern wir sind auch bestrebt, eine den besonderen Situationen der inneren Medizin entsprechende Arbeitsweise zu entwickeln. Die Bezeichnung „Klinische Psychotherapie", die wir als Leitmotiv für unser Symposion gewählt haben, will hierfür richtungsweisend sein. Sie will nicht nur als Synonym für „Stationäre Psychotherapie" verstanden werden, sondern auch darauf hinweisen, daß die internistische Problematik des Krankengutes unsere psychotherapeutische Arbeitsweise wesentlich mitbestimmt.

Einen Überblick über die klinische Situation der Psychotherapie in Deutschland vermittelt der Festvortrag von J. H. Schultz. Die Einstellung dieses verdienten und führenden Vertreters seiner Fachrichtung ist für unsere Arbeit ebenso richtungweisend wie die Erkenntnisse der Kretschmerschen Schule und der betont ärztliche Charakter der Psychotherapie, wie er seit vielen Jahren auf der Lindauer Psychotherapie-Woche von vielen hervorragenden Vertretern unseres Faches unter Führung von E. Speer gelehrt wird. Die wichtige Abgrenzung unseres Krankengutes gegenüber demjenigen der Psychiatrie wird durch den Beitrag von H. Göppert geklärt. Er zeigt auch die Unterschiede der Psychotherapie der Psychosen gegenüber der Neurosen-Psychotherapie auf. Unter dem Leitthema „Klinische Psychotherapie innerer Krankheiten" berichten die einzelnen Mitarbeiter der neuen Abteilung und versuchen ein Bild über deren Arbeitsrichtung und Arbeitsweise zu vermitteln. Enke stellt die wissenschaftlichen Grundlagen, Clauser die klinischen Belange unter Berücksichtigung allgemeiner praktischer Gesichtspunkte dar. Krause und Rotas bringen Beiträge zur Kasuistik. Wir haben uns — der vornehmsten Aufgabe unserer Abteilung entsprechend — bemüht, verständlicher Dolmetscher zu sein zwischen den Erkenntnissen der klinischen Psychologie einschließlich der Tiefenpsychologie einerseits und dem praktisch tätigen Arzt andererseits. Wir verpflichten uns damit der von J. H. Schultz weitgesteckten Aufgabe der „Psychologisierung des Arztens".

Freiburg i. Br., Mai 1958 Günter Clauser

Inhaltsverzeichnis

Klinische Psychotherapie*

Von

J. H. Schultz (Berlin)[1]

Wenn ein alter Praktiker den so sehr ehrenvollen Auftrag erhält, an dieser Stätte und bei dieser Gelegenheit einer Dokumentation grundsätzlichen akademisch-klinischen Fortschrittes einer führenden Klinik der Gegenwart ein paar Worte zu versuchen, so ist verständlich, daß er den Blick auch rückwärts richtet. Die Schaffung einer Abteilung für klinische Psychotherapie innerer Krankheiten an einer medizinischen Universitätsklinik gleicht der Adoption oder Legitimation nach langdauernden inoffiziellen Beziehungen. Der heutigen akademischen lernenden Jugend — wozu ich mir auch erlaube, die Assistenten zu rechnen — wird es kaum mehr vorstellbar sein, daß im Anfang unseres Jahrhunderts dem bekannten Hypnosearzt Albert Moll in Berlin gelegentlich der Vorstellung einiger hypnotisch geheilter Patienten in der Medizinischen Gesellschaft von deren Vorsitzendem, einem weltberühmten Internisten, gesagt wurde, Methoden solcher Art seien in der medizinischen Wissenschaft unerwünscht und den Schäferknechten zu überlassen, ,,denn auf das Gemüt wirken könne jeder Prolet". Als der Leiter meiner intern-medizinischen Ausbildung etwa zur selben Zeit erfuhr, daß ich hypnotische Heilversuche vornähme, teilte er mir mit, daß solche Methoden mit dem Ansehen eines wissenschaftlichen Institutes unvereinbar seien und daher unterbleiben müßten.

Heute bringt fast jede Nummer irgendeiner Wochenschrift Artikel, fast jeder Auslieferungskatalog Bücher aus dem Gebiet der Neurosenlehre und Psychotherapie, das sich so kräftig entwickelt hat, daß bereits ein Handbuch von 5 Bänden zu je etwa 800 Seiten im Erscheinen begriffen ist, dem ja auch der verdiente Leiter der neuen Abteilung G. Clauser Hilfe geleistet hat. Es kann daher im folgenden nicht im entferntesten daran gedacht werden, die auch für die spezielle Frage der *klinischen Psychotherapie* bereits überreichlich vorhandene Literatur zu berücksichtigen, sondern nur versucht werden, ein paar u. E. besonders wichtige allgemeine Gesichtspunkte hervorzuheben.

Psychotherapie ist wohl in weitem Maße durch Nervenärzte ausgebildet worden. Doch darf nicht vergessen werden, daß die Entwicklung eines wissenschaftlichen Hypnotismus dem Praktiker Liébeault und den Physiologen Heidenhain und Preyer Entscheidendes verdankt, so bedeutsam auch die nervenärztlichen Forschungen von Bernheim, Charcot, Janet und besonders Oskar Vogt, dem uns heute noch als Hirnforscher geschenkten, naheweilenden

---

* Gehalten als Festvortrag im Rahmen der Freiburger Medizinischen Gesellschaft.
[1] Professor Dr. J. H. Schultz, Berlin-Charlottenburg 9, Bayernallee 27.

grand old man, waren. Bekanntlich löste die mehr auf Vernunft und Selbstbeherrschung eingestellte rationale Psychotherapie in weitem Maße die ganz einseitige Hypnotherapie ab. Sie ist entscheidend konzipiert und ausgearbeitet von Internisten, so namentlich O. Rosenbach, Dubois und dem älteren Liebermeister. Im Wellengange psychotherapeutischer Forschung und Behandlung wurde diese ein wenig allzu nüchterne seelische Krankenbehandlung abgelöst durch den genialen Rückgriff von Freud auf hypnotische Erfahrungen und die dadurch geschaffene Psychoanalyse, die in ihren Grundzügen im wesentlichen von Nervenärzten gestaltet wurde.

Die *Formen der Psychotherapie* lassen sich daher nach 3 Hauptrichtungen erkennen; einmal ist das zentrale Problem eine echte suggestive Umschaltung, in einem weiteren Bereiche Einsicht, Vernunft und Selbstkontrolle und in einem dritten die spezifische Problematik psychoanalytischer Art. An die letzte schließen sich phänomenologische und existenzielle Verfeinerungen an, wie sie uns in den ausgezeichneten Studien bei V. E. von Gebsattel und in der Daseinsanalyse von L. Binswanger gegeben sind. Einleuchtend, daß die Anwendung dieser letztgenannten drei Methoden an ein langes Maß spezieller Vorbildung gebunden ist, wie mit Recht immer wieder von den psychoanalytischen Instituten betont wird. So kann man verstehen, daß der uns tragisch entrissene A. Kronfeld und ich etwa gleichzeitig vor Jahrzehnten empfahlen, der Chirurgie analog eine „kleine“ und eine „große“ Psychotherapie zu unterscheiden. Ausdrücklich wurde betont, daß die erste jedem Arzte geläufig sein müßte, während die zweite ein Sonderfachgebiet mit spezieller jahrelanger Vorbildung darstelle. Ohne genaue Überdeckung hiermit lassen sich mehr autoritativ führende und mehr begleitende Methoden unterscheiden, und weiterhin stellen die Einzel- und die Gruppentherapie Sonderaufgaben.

Im Anschluß an die ersterwähnte Einteilung in suggestive, rationale und speziell psychoanalytische und verwandte Methoden dürfte es gerade mit Rücksicht auf die *klinische Psychotherapie innerer Krankheiten* wichtig sein, besonders zu betonen, daß die ausgesprochen *suggestiven* Methoden die *eigentlich organismische Umschaltung* als Kernstück enthalten, deren biologische Grundlagen auch Kretschmer und seine Mitarbeiter zu klären suchten. Hier wird in typischen Fällen nicht so sehr der Mensch als seelische Persönlichkeit, sondern als reagierender Organismus angesprochen, so daß man diese Umschaltungsmethoden als *organismische* Psychotherapie an einen besonderen Platz stellen darf. Erinnert sei nur an schmerzlose Operationen und Entbindungen und die ungeleitete spontane Selbstentspannungsentwicklung der Persönlichkeit in konsequentem, durch Jahre fortgeführtem autogenen Training. Die *organismischen Methoden* stehen Umstimmungs- und Umstellungsbehandlungen der allgemeinen Klinik nahe bis hinüber zu den heute viel mißbrauchten chemischen Schlafkuren und dem so sehr verantwortungsschweren Eingriff der Leukotomie. Gerade hier ergeben sich bekanntlich sehr eindrucksvolle Übereinstimmungen, indem die hypnotische und die hirnoperative Schmerzbeseitigung gelungenen Falles zu ganz gleichen Bildern führen: der Schmerz kann völlig verschwinden, er kann aber auch erhalten bleiben, ohne Leiden zu verursachen. Es scheint daher berechtigt, bei solchen Fällen von einer „hypnotischen Leukotomie“ zu sprechen.

Mein Mitarbeiter H. Hengstmann konnte in letzter Zeit zu diesem Problem eindrucksvolle Beobachtungen liefern. Wichtig scheint, wie von uns in unserer neueren Übersicht über die Psychotherapie bei Epilepsie hervorgehoben wurde, daß derartige Leistungen der Hypnose um so eher erreichbar werden, je mehr der eigentliche schlafhafte Umstellungscharakter bei der Arbeit im Vordergrunde steht; gerade hier berührt sich die wissenschaftliche ärztliche Hypnotherapie mit ähnlichen aus dem Studium der bedingten Reflexe hervorgehenden psychotherapeutischen Verfahren, wie sie z. B. von BACHET, Paris, mitgeteilt wurden.

Je mehr in die psychische Behandlung sonstiger Art *Übungsmomente* einfließen, um so mehr bleibt das Erlebnis organismischer Umstellung auch für den Kranken bemerkbar, ebenso vielfach bei Belehrung, Aufklärung, Beratung usw. Erst wenn die Psychotherapie sich völlig der Persönlichkeit des Kranken zuwendet, ihre Konflikte, Schwierigkeiten, Nöte usw. zu verstehen und zu mildern sucht, eine Selbstklärung und Selbstgestaltung der anvertrauten seelischen Persönlichkeit anstrebt, stellt Psychotherapie an sich ein „rein geistiges" Verfahren dar. Diese Formen ärztlicher seelischer Krankenbehandlung können daher als *mentale Psychotherapie* an den entgegengesetzten Flügel der psychotherapeutischen Methoden gestellt werden und haben in Pädagogik, Sozialfürsorge, Kulturübermittlung und geistlicher Seelsorge völlig andere Nachbargebiete als die ersterwähnte organismische Psychotherapie. Den hohen Aufgaben entsprechend ist diese Art psychotherapeutischer Arbeit, die auch als „*spezielle*" bezeichnet werden darf, an weit größere Zeiträume gebunden, handelt es sich doch um die Mobilisierung und Ermöglichung von Persönlichkeitsentwicklungen, und dieser schweren Aufgabe entsprechend darf sie sich nur der Arzt zutrauen, der ausreichend psychiatrisch und sehr gründlich psychoanalytisch ausgebildet ist.

Wer einmal verstanden hat, um welche letzten Probleme es hier geht, kann sich nicht wundern, daß hier oft jahrelange Arbeit in vielen hundert einstündigen Sitzungen notwendig ist, und dem innersten Wesen der Sache nach irgendeine Wandlung zu „*Kurzverfahren*" völlig sinnlos ist. „Kurztherapie" hat nur wissenschaftliche Existenzberechtigung, wenn durch erweiterte und vertiefte Vorbildung gründlichster Art, die immer Jahre kostet, der Arzt in der Lage ist, gewisse sachgemäße und produktive Abkürzungen zu wagen.

So absolut sicher diese Feststellungen sind, so wenig sind sie geeignet, die *klinische Psychotherapie innerer Krankheiten* in einem ungünstigen Licht erscheinen zu lassen. Nicht umsonst wurde das heute viel mißbrauchte Wort „*Psychosomatik*" in Deutschland zum erstenmal im tiefen Sinne von dem Internisten VIKTOR V. WEIZSÄCKER zur Diskussion gegeben, dem ausgedehnte eigene Erfahrungen in der experimentellen Hypnoseforschung zur Verfügung standen, und unsere, in dem 1919 erschienenen Grundriß „Seelische Krankenbehandlung", dessen 7. Auflage soeben ausgegeben wird, unermüdlich erhobene Forderung einer *universellen, wissenschaftlichen Psychotherapie* besagt ja vor allen Dingen, daß jede einseitige Bevorzugung einer einzelnen psychotherapeutischen Methode wissenschaftlicher Kritik nicht standhalten kann. Es muß das heute nachdrücklich betont werden, weil mehr und mehr die schlechte Mode Platz greift, Psychotherapie mit Psychoanalyse gleichzusetzen und nur von „Neurose" zu sprechen, wenn psychoanalytische Voraussetzungen erfüllt sind.

Das Problem der Neurose und ihre Abgrenzung muß hier auf sich beruhen; für die Psychotherapie innerer Krankheiten aber, insbesondere im klinischen Rahmen, ist von ganz entscheidender Bedeutung, sich von dem psychoanalytischen

4 J. H. Schultz:

Vorurteil freizumachen. Haben doch gerade auf dem Gebiet der inneren Medizin wie auch auf anderen nicht nervenärztlichen Fachgebieten die aktiv-klinischen psychotherapeutischen Methoden wissenschaftlich voll begründete Anwendung und gute Erfolgsaussicht. Hypnose, autogenes Training, common sense-Psychagogik, auch etwa erweitert durch die erinnernden Hinweise einer „Logotherapie" von Frankl an lange bekannte, bewährte technische Hilfen, können in dem klinisch möglichen Zeitraume im Bereich nicht-nervenärztlicher Klinik durchaus Befriedigendes leisten.

Selbstverständlich müssen auch hier Therapie und *Diagnose* nebeneinander stehen. Auch bei der aktiv-klinischen Psychotherapie muß der Arzt ein Bild der Persönlichkeit des Kranken haben, wobei ihm die im Verlage Christian Wilk, Berlin W 35, Stauffenbergstraße. 11, herausgegebenen Fragebogen brauchbare Hilfen geben können. Auch darüber, ob eine schwere, mittlere oder leichte Neurose bei der intern kranken Persönlichkeit vorliegt, ist eine diagnostische Klärung nötig, wie sie etwa in der kleinen Broschüre „Arzt und Neurose" (Thieme, Stuttgart) erleichtert wird. Sobald irgendein Verdacht entsteht, daß schwere seelische Störungen, namentlich psychotischer Art, beteiligt sind, ist die Zuziehung eines der Psychotherapie aufgeschlossenen Psychiaters ratsam; doch ist zu fordern, daß der intern-klinische Psychotherapeut psychiatrisch genügend ausgebildet ist, um zu erkennen, wann eine fachärztliche Kontrolle oder Mitarbeit sinngemäß ist. Hat der Internist einen Psychologen vom Range von Robert Heiss in erreichbarer Nähe, so wird die Zusammenarbeit mit ihm gerade deshalb besonders fruchtbar sein, weil Heiss in vorbildlich kritischer Weise jede Überschreitung psychologisch-diagnostischer Grenzen nach der psychiatrischen Seite ablehnt.

Eine solche Persönlichkeits- und Neurosenerfassung darf sich aber niemals, wie es heute leider oft geschieht, nur auf eine psychoanalytische „gezielte Anamnese" beschränken, die lediglich die durch Konflikte und Affekte gesetzte und verschränkte Motivlage analytischer Art klärt. Es ist vielmehr dringend zu fordern und für die Aufgaben einer klinischen internen Psychotherapie von mindestens gleicher Bedeutung, daß die Persönlichkeitserforschung zunächst und grundlegend im Sinne *allgemeiner medizinischer Psychologie* geschieht. Ohne ins einzelne zu gehen, nennen wir nur beispielsweise die so oft entscheidende Bedeutung *falscher Gewöhnung* („Rand-Neurozon"), gewissermaßen einer „pervertierten Mneme" im Sinne von Hering und Semon; wenn auch, wie wir vor Jahren betonten, Psychotherapie irgendeiner Form niemals ohne Funktions-Übungs- und Persönlichkeitsschulung möglich ist, setzt doch die Fehlgewöhnung, namentlich im Bereich funktioneller interner Erkrankungen, ganz besonders dringend die Forderung nach umstellenden, entübenden oder übend kräftigenden psychotherapeutischen Anwendungen. „*Verkrampfung*", als Zerrbild gesunder Spannung, gleichgültig ob es sich um leichte Affektspannungen besonders ängstlicher Art oder andere Motivierungen handelt, findet bis tief in die spastischen Bilder verschiedenster Organsysteme hinein durch systematische Entspannungs-Ruhestellung, namentlich fremd- und selbsthypnotischer Art, häufig endgültige Lösung; *Körperfremdheit*, die sich zum Beispiel in völlig unsachgemäßer Atmung äußert, kann nicht nur von der gymnastischen Seite her, sondern vor allem auch durch die „Verleiblichung" des Menschen, die „*Somatisierung*" in autogener Entspannung beseitigt werden. Ähnlich läßt ja der bekannte Vertreter der Vorsorge-Medizin Beckmann, Ohlstadt, seine Kranken durch einfachste Bewegungsvollzüge überhaupt erst ihrer Leiblichkeit inne werden. Er nimmt Patienten immer nur 4 Wochen lang auf, und zwar stets so, daß an einem bestimmten Tage die gesamte Belegschaft gewechselt wird und damit eine völlig gemeinsame Aufbauarbeit gewährleistet ist, die ihm um so besser gelingt, als er auf 12 Patienten einen Arzt beschäftigt; ,,Ausgleichsbehandlung durch zweckfreie Tätigkeit" in ihrer Wichtigkeit gerade für diese Zusammenhänge zu betonen, wurde der Internist G. R. HEYER seit Jahrzehnten nicht müde; weit mehr als nach der heutigen psychosomatischen Literatur anzunehmen, spielen *Vorurteile* eine Rolle, wenn funktionelle Fehlreaktionen chronisch werden, gelegentlich auch bei ihrer Entstehung; *Unklarheit* über das eigentliche Leiden, leider nicht selten iatrogen gesetzt, kann durch dauernde Unsicherheit Funktionsstörungen erhalten, nicht minder einfache *Unwissenheit*, die sachlicher Aufklärung weicht, so etwa, wenn myalgische Beschwerden im Musculus pectoralis major als ,,Herzschmerzen" mißverstanden werden; *aktuelle Konflikte* und ihre Auswirkung im Ausdruck und ihre Verarbeitungsbelastung im Innerseelischen gehören nicht minder zum Thema allgemeiner medizinischer Psychologie.

Demgegenüber ist die *eigentlich psychoanalytische Persönlichkeitserforschung* von OSKAR VOGT, SCHULTZ-HENCKE, BUSEMANN und anderen mit Recht als ,,mikropsychologisch" bezeichnet worden. Es handelt sich um ubiquitäre Zusammenhänge, die von Mensch zu Mensch nur in ihrer quantitativen Betonung und Verteilung wechseln. Wer einige Erfahrungen in kontrollierten Selbstversuchen von Kandidaten unserer Arbeit, in der Durchführung von sog. ,,Lehranalysen" hat, weiß, daß dementsprechend jeder Mensch die in Frage kommenden Zusammenhänge in sich sichtbar und erlebnisfähig machen kann. Es ist daher sehr zur Kritik bei der Anwendung dieser Betrachtungsweise auf allgemein klinischem Gebiet zu raten. Der Umstand, daß die psychoanalytischen Zusammenhänge grundsätzlich bei jedem Menschen nachweisbar sind, verlangt eine besonders sorgfältige Prüfung, ob wirklich ein Zusammenhang zwischen der allgemeinen oder speziellen Persönlichkeitsfehlhaltung und der vorliegenden funktionellen organismischen Störung angenommen werden darf, soll nicht eine unerwünschte verschwommene Inflation analytischer Betrachtungsweise um sich greifen; eine Gefahr, die heute nicht mehr ganz fern liegt. Kaum ist ein mechanistischer Materialismus in seine Grenzen zurückgewiesen, so droht ein nicht minder einseitiger und gefährlicher Psychologismus.

Damit ist die Frage gestellt, wie denn eigentlich *grundsätzlich die Beziehung* zwischen *Syndrom* und *Leiden auf der einen* und der *Persönlichkeit* auf der *anderen Seite* anzusehen ist. Wir beleuchten dieses entscheidend wichtige Problem u. E. am besten, wenn wir fragen: *Welche Bedeutung hat der psychisch-nervöse Faktor im allgemeinen im internen Krankheitsgeschehen?*

Begleitend werden wir den psychisch-nervösen Faktor in jedem Krankheitsgeschehen feststellen, da der Arzt von heute nicht mehr Organe und Krankheiten, sondern den kranken Mensch behandelt. In dessen Persönlichkeit können Syndrom oder Leiden gewissermaßen als Fremdkörper existieren, so daß die Auseinandersetzung überwiegend eine allgemein menschliche ist, ein Feld, dem sich bekanntlich besonders auch die schon kurz genannte ,,Logotherapie" zugewandt hat.

Wesentlich ist die Bedeutung des psychonervösen Faktors, wenn die funktionelle Leidensgestaltung und ihre Krankheitswertigkeit deutlich durch die psychisch-nervöse Kondition als *einer* Kondition unter meist sehr vielen anderen geprägt ist. Spricht man in diesem Sinn abgekürzt von „psychogener Angina", wie es Viktor v. Weizsäcker wagte, so liegt in Wahrheit eine abgekürzte Bezeichnung dafür vor, es habe durch Angst, Depression usw. der gesamte Biotonus so Not gelitten, daß nun die Abwehr gegen Infekte versagt. Das heute so sehr viel bearbeitete Asthma ist u. E. gleichfalls dahin zu beurteilen, daß ein exsudativ, allergisch, bronchitisch usw. Normaler, der angemessen atmet, niemals ein „psychogenes Asthma" bekommt; man könnte tendenziös sagen, er sei nicht imstande, „Asthma zu machen". Scheinbar widerspricht diese Feststellung den klassischen Versuchen von Hofbauer in Wien, der bekanntlich in einem Kurs über Atemübungen seine Studenten einmal längere Zeit hindurch absichtlich falsch atmen ließ und dadurch bei einer ganzen Reihe der Teilnehmer nächtliche Asthmaanfälle auslöste. Ganz abgesehen von den hier in Frage stehenden besonderen psychologischen Zusammenhängen darf nicht vergessen werden, wie außerordentlich verbreitet eine der vorgenannten oder eine Disposition durch frühere örtliche Erkrankung des Atmungsapparates ist.

In mehreren schönen Studien aus psychosomatischen Zentralinstituten wurde mitgeteilt, daß in der überwiegenden Anzahl Asthma-Kranker schwere Neurosen vorliegen. Die breite Erfahrung medizinischer Poliklinik und allgemeiner Praxis läßt diese Ansicht nur mit Vorbehalt gelten. Es darf angenommen werden, daß die Asthmatiker leichterer neurotischer Bedingtheit, bei denen Anfallsangst, Vorurteil, Verkrampfung usw. im Sinne allgemeiner medizinischer Psychologie eine entscheidende Rolle spielen, an diesen Stellen gar nicht zur Beobachtung kommen, sondern in der Praxis durch unwissentliche oder wissentliche aktive Psychotherapie geheilt werden. Erst wenn diese Gesichtspunkte nicht ausreichen, um die Bedeutung des psychisch-nervösen Faktors im Krankheitsgeschehen zu erklären, ist auf eigentliche psychoanalytische Betrachtung zu rekurieren. Es zeigt sich dann, daß nicht nur jedes Pathosyndrom, wie Asthma, Migräne, Menière usw., sondern auch der sog. „Überbau" bei allen funktionellen und organischen Erkrankungen durch schwere Neurosen bestimmt sein *kann*, die durch entsprechende spezielle Untersuchungen nachgewiesen werden müssen. Niemals darf daraus, daß die feststellbaren körperlichen Anomalien zur Erklärung eines Krankheitsbildes nicht ausreichen, gleichsam „subtraktiv" auf das Vorhandensein einer psychischen wesentlichen Bedingtheit geschlossen werden; auch diese Bedingungsseite des Krankheitsspieles muß vielmehr durch entsprechende diagnostische Untersuchungen aufgewiesen werden.

Steht so der psychisch-nervöse Faktor „begleitend" gewissermaßen neben der Krankheit, „wesentlich" als nicht unwichtige Bedingung im ganzen Ablaufe, so würde *entscheidend* der psychisch-nervöse Faktor dann zu werten sein, wenn ein Krankheitsbild nur und lediglich psychische Wurzeln hat. Dies ist *vielleicht* bei akuten psychogenen Reaktionen der Fall, obwohl auch hier dringend davor gewarnt werden muß, die Bedeutung der Disposition und des allgemeinen Hintergrundes zu unterschätzen. Bei den üblichen Krankheitsbildern der Neurosen verschiedener Form ist u. E. der psychisch-nervöse Faktor niemals der entscheidende, sondern erbliche, konstitutionelle und konditionale Bedingungen schaffen erst die Möglichkeit des Zustandekommens neurotischer Krankheitsbilder.

Blicken wir nun einmal zurück und vergegenwärtigen uns, daß der Arzt, der klinische Psychotherapie innerer Krankheiten betreibt, mit zwei Grundkategorien der Betrachtung zu rechnen hat: leichte, mittlere und schwere Neurosen auf der einen Seite, ihre begleitende, wesentliche oder entscheidende Rolle auf der anderen Seite, so kann mit einiger Exaktheit beantwortet werden, welche Aussichten die aktive psychische Therapie innerer Krankheiten hat. Dies zeigt zunächst das folgende kleine Schema:

Schema der Aussichten aktiv-klinischer Psychotherapie bei Syndromen oder Leiden kompliziert mit

Psych.-nerv. Faktor	leichten	mittleren	schweren Neurosen
Begleitend	Akt.-klin. Ps. Th. + +	Akt.-klin. Ps. Th. + +	Akt.-klin. Ps. +
Wesentlich	Akt.-klin. Ps. Th. + +	Akt.-klin. Ps. Th. + +	Akt.-klin. Ps. ? ?
Entscheidend	Akt.-klin. Ps. Th. + +	Akt.-klin. Ps. Th. ?	Akt.-klin. Ps. — —

Wie die kleine Übersicht zeigt, hat aktiv-klinische Psychotherapie innerer Krankheiten bei 50—60% anfallender Patienten Aussicht auf guten Erfolg, obwohl eigentliche Neurosen beteiligt sind. Wird außerdem berücksichtigt, daß gerade die organismisch umstellenden Methoden weit über das eigentlich durch Neurosen komplizierte Gebiet ins allgemein Funktionelle hineinreichen, so wird sich bei richtiger Auswahl die Zahl der Erfolge sicher noch erhöhen.

Das kleine Schema zeigt weiter, daß die Komplikation interner, namentlich funktioneller Leiden mit leichten Neurosen (Rand- und leichte Schichtneurosen) in allen Fällen sehr gut, die mit mittleren Neurosen (ernstere Schichtneurosen) etwa in der Hälfte der Fälle gut und sehr gut auf aktiv-klinische Psychotherapie (Hypnose, autogenes Training, Psychagogik) reagieren, und selbst bei schweren Neurosen (Kernneurosen, Psychopathie), wenn die tiefgreifende und oft auch psychoanalytisch unbesiegbare Persönlichkeitsfehlhaltung nur begleitend zu Syndrom oder Leiden steht, also gewissermaßen neben der zentralen Kernneurose oder Psychopathie eine Rand- oder Schichtneurose vorliegt, aktiv-klinische Psychotherapie Dauererfolge erlauben kann. Wieweit dies der Fall ist, ist u. E. durch psychoanalytische Prognose nicht zu entscheiden, sondern nur durch den Versuch. Beseitigung leichterer Neurosen oder funktioneller Fehlhaltungen bei schwer Kernneurotischen, bei Psychopathen, zeigen für den Sachkenner immer sehr deutlich das Mitspielen ausgesprochen pathologischer Mechanismen; Infantilität, Geborgenheits- und Passivitäts-Wünsche, Geltungstendenzen, Anerkennung als „artiges Kind" u. v. a. m. spielen bei der aktiven Psychotherapie an diesen psychopathischen Persönlichkeiten sicher oft eine wesentliche Rolle; doch dürfen diese Reaktionen nicht kritiklos auf den Gesunden zurückübertragen werden.

Je schwerer und komplizierter eine neurotische Fehlhaltung ist, und je eingehender und spezieller die psychoanalytische Erforschung und Behandlung sich gestaltet, um so schwieriger wird die Beantwortung der Frage, wie weit mit diesen Erlebniszusammenhängen die Reaktion der körperlichen Leidensfunktion in irgendeiner Verbindung steht. Die von einseitigen Analytikern, namentlich früher, oft sehr zu Unrecht unterschätzte direkte Heilarbeit gegen das Symptom ist damit verglichen weit eindeutiger, wie ja auch über das Grundproblem der

Reichweite des psychisch-nervösen Faktors im organismischen Geschehen nur mit exakter Messung einhergehende, wiederholbare hypnotische Experimente zuverlässige und wissenschaftlich einwandfreie Auskunft geben können.

Das kleine obenstehende Schema wird im Einzelfall selbstverständlich dadurch gestört, daß *an sich krankheitsfremde Momente* ins Spiel treten, so zum Beispiel zu hohes Lebensalter, soziale Situation, etwa im Sinne der Hoffnungslosigkeit in unerträglicher familiärer Bindung („Fremdneurose" mit nur sozialer Abhilfsmöglichkeit), die von Kraepelin zuerst in ihrer tiefen Bedeutung erfaßte Entwurzelung, Flüchtlings- und Heimkehrerschicksal und vor allem die Möglichkeit mit Symptom oder Krankheit eine Rente zu „verdienen", wo die Persönlichkeitshaltungen von der durch Viktor v. Weizsäcker vorbildlich geschilderten Rechtsneurose bis hinüber zur Simulation reichen, und endlich vor allen Dingen die in unseren „Grundfragen der Neurosenlehre" (Thieme 1957) angerührte schwierige Frage der seelischen Tragfähigkeit, deren Beurteilung auch bei Bemühung aller zur Verfügung stehenden Methoden immer in weitem Maße lediglich schätzenden Charakter haben wird.

Die **Sonderaufgaben klinischer Psychotherapie** sind in den letzten Jahren von vielen hervorragenden Autoren eingehend behandelt worden, von denen wir nur Speer, Langen, Clauser, Wiegmann und Kühnel sowie die Heidelberger und Hamburger Arbeitsgruppen in Deutschland nennen möchten, ohne in unserer literarisch so überaus fruchtbaren Zeit auf einzelnes einzugehen.[1]

Wie bei allen Sonderverfahren stehen auch bei der *klinischen Psychotherapie* Vorteile neben Nachteilen. Um mit den letzteren zu beginnen, ist vor allen die zeitliche Begrenzung vielfach eine Quelle von Schwierigkeiten. Nicht selten wirkt sich die Entfernung aus belastendem Milieu zunächst als Besserung aus, die bald wieder schwindet, wenn die Rückkehr in die alten Belastungen droht, ohne daß eine entsprechende Umstellung ausreichender Art gelungen wäre. Andererseits hat der klinische Psychotherapeut im Umweltwechsel und der Neugestaltung der Umgebung außerordentlich wertvolle Hilfsmittel. Die Ent- und Be-Heimung, die Ermöglichung einer wirklich lebendigen inneren Beziehung zu der klinischen Umwelt, so daß zwischen Raum und Mensch eine Art von Wir entsteht, kann bereits Erhebliches leisten; noch wesentlich mehr selbstverständlich die richtige Einordnung in der menschlichen Umwelt der Mitkranken, die entsprechende Schulung des Pflege- und Verwaltungspersonals, kurz die Herstellung einer positiven aber nicht infantil verweichlichenden Atmosphäre. Ausreichende Beschäftigungsmöglichkeiten, und zwar, wenn irgend möglich, wirklich produktiver Art, stellen eine außerordentliche Hilfe für die klinische Arbeit dar. Wenn auch an die klinische Psychotherapie innerlich Kranker nicht die gleichen Anforderungen gestellt werden können, wie an die Geisteskranker, so ist doch wichtig, daran zu erinnern, daß in der aus Wohltätigkeitsmitteln errichteten Psychosen-Heilanstalt bei New York, in welcher die beiden wegen Mordtaten auffällig

---

[1] Lediglich die durch besondere Sorgfalt ausgezeichneten Arbeiten von Wiegmann seien kurz angegeben. Psychotherapie stationär. Med. Klin. **1950**, 304—307. — Die Klinik für psychogene Störungen Berlin-Grunewald. Psyche **4**, 7, 389—393 (1950). — Grenzen und Möglichkeiten. Med. Mschr. **1950**, 548—580. — Klinische Neurosenbehandlung. Diskussion der für eine Klinik in Frage kommenden psychotherapeutischen Heilverfahren. — Med. Mschr. **1950**, 737—741, Teil I, **1950**, 810—815, Teil II.

gewordenen schizophrenen Milliardärssöhne asyliert waren, für 100 Patienten, von denen nur 50 behandlungsfähig schienen, 100 psychiatrisch und psychoanalytisch vorgebildete Fachärzte und 200 akademisch gebildete, speziell geschulte männliche und weibliche Pfleger zur Verfügung standen sowie grenzenlose Beschäftigungsmöglichkeit, alles in der Hand des Chefarztes Dr. SYSZ.

Eine weitere wichtige Sonderaufgabe klinischer Psychotherapie ist, abgesehen von der richtigen Wohnverteilung, die Bildung möglichst produktiver und lebendiger psychotherapeutischer Gruppen. Die Problematik der *Gruppenpsychotherapie* ist so bekannt, daß die Erwähnung dieser wichtigen Sparte klinischer Psychotherapie an dieser Stelle ausreichen dürfte.

Für eine systematische *Theorie* therapeutischer Methoden ist es u. E. sehr interessant, daß in der Abteilung für klinische Psychotherapie innerer Krankheiten eine bemerkenswerte *Schwerpunktumkehrung* stattfindet. Während sonst in der internen Klinik die Psychotherapie als Hilfsmethode in der gesamten Therapie steht, findet in der Abteilung für klinische Psychotherapie innerer Krankheiten unmerklich eine Umkehrung statt. Die „eigentlichen" internen Methoden werden hier zu Hilfsmethoden, die dort als Hilfsmethode erscheinende Psychotherapie nimmt hier die erste Stelle ein. Deswegen wird aber selbstverständlich die schulgerechte interne Therapie immer ihr Hausrecht wahren. Niemals kann zwischen sachlicher interner Therapie kritischer Indication und ebenso abgewogener Psychotherapie irgendein Widerspruch bestehen. Es ist ein dilettantisches Mißverständnis zu glauben, es müsse der Psychotherapie durch Ausschaltung jeder somatischen Behandlung Raum gegeben werden. Ausreichende persönliche Beobachtungen an Patienten aus so geleiteten „psychosomatischen" Kliniken z. B. mit Asthma bronchiale, die später den Weg zu mir fanden, hat mir erwartungsgemäß bewiesen, daß eine solche völlig unsachliche Ausschließlichkeit nur dazu führt, daß die Angehörigen, die Krankenschwestern usw. hinter dem Rücken der Ärzte einen schwunghaften Import mit geschmuggelten Medikamenten durchführen. So wird immer nur eine individuelle und besonnene Indicationsstellung ohne jede doktrinäre Verbohrtheit den Aufgaben wirklich gerecht werden und selbstverständlich in einer Abteilung für klinische Psychotherapie innerer Erkrankungen stets alle begründeten Indicationen der inneren Medizin erfüllen; sie teilt hier ihr Reich nicht nur mit der im Vordergrund stehenden Psychotherapie, sondern mit allen erdenklichen *Hilfsmethoden* gymnastischer, balneologischer, allgemein-übender usw. Art.

So in eine verstehende, bejahende, aber auch gesund fordernde Umwelt von Heimcharakter versetzt, gewinnt *der Patient* die Möglichkeit, zunächst für den Klinikaufenthalt selbst sich organismisch und persönlichkeitsmäßig umzustellen. Je mehr es gelingt, den Aufenthalt in der Klinik nicht zu einer trägen Erholungspause, sondern zum Ansatz produktiver Selbstgestaltung zu machen, um so größer ist die Aussicht, daß der Kranke nicht nur den früher übermächtigen Belastungen gegenüber durchhält, sondern zielgerichtete Selbstentwicklung und Selbstgestaltung leistet. Es darf daran erinnert werden, daß Prof. W. LUTHE, Montreal, in den letzten Jahren durch exakte experimentelle Untersuchungen die alte Praxiserfahrung objektivieren konnte, daß konsequent und regelmäßig durchgeführtes autogenes Üben zu gelassener Haltung und dadurch ermöglichter erheblicher Persönlichkeitsentfaltung führt. So kann eine Abteilung für klinische

Psychotherapie innerer Erkrankungen eine Keimstätte sein für weitgehende produktive Umstellungen. Berücksichtigt man, daß selbst in den psychosomatischen Zentralen nur ein recht geringer Teil von Patienten psychoanalytischer Spezialbehandlungen zugänglich gemacht wird (Kemper, Rio und Stokvis, Leyden, etwa 10%) und auf der anderen Seite die durch Jahrzehnte sicher erwiesene Auswirkungsmöglichkeit der aktiv-klinischen Methoden, so darf man mit gutem Grunde der neuen Abteilung hinsichtlich der Erreichung von Dauererfolgen die beste Prognose stellen. Damit steht nicht in Widerspruch, daß, wenn irgend möglich, jeder für Psychotherapie ernsthaft interessierte Arzt eine speziell *psychoanalytische Ausbildung* anstreben sollte.

Psychotherapie, ärztliche seelische Krankenbehandlung mit seelischen „Mitteln", ist ebenso wie andere allgemeine therapeutische Verfahren *nicht einer bestimmten Facharztschaft vorzubehalten*, sondern dringendes Anliegen jedes wirklichen Arztes. Es ist daher außerordentlich zu begrüßen, daß dieser für die innere Medizin so wichtigen Arbeit an so hervorragender Stelle und in zuverlässiger organisatorischer Leitung durch einen bekannten Fachvertreter Ort und Möglichkeit gegeben worden ist. Alle ernsthaften Vertreter unseres Faches werden diesen weiteren Fortschritt auf dem Wege zu einer „*Psychologisierung des Arztens*", der auch Jahrzehnte meiner Lebensarbeit dienten, mit allen guten Wünschen von ganzem Herzen begrüßen.

Literatur

Außer den im Text erwähnten Veröffentlichungen enthalten besonders wesentliche Hinweise die folgenden zwanglos genannten Arbeiten:

Bach, W. R., u. H. A. Illing: Geschichte der Gruppenpsychotherapie. Z. psycho- som. Med. 2, 131 (1956).

Bartstra, H. K. G.: Kurztherapie, Ned. T. Geneesk., 1949, 846.

Betz, K.: Gruppentraining, Z. Psychother. med. Psychol. 1951, 71.

Biermann, G.: Asthma. Medizinische 1953, 37, 39.

Boesch, E.: Klinische Methode psychologischer Diagnostik, Z. diagn. Psychol. 1954, 275.

Boysen, K. H., u. W. Spiel: Gruppenbehandlung vegetativer Erschöpfung. Wien. Z. Nervenheilk. 1949, 270.

Clauser, G.: Kurzbehandlung. Klin. Wschr. 1951, 438.

— Vegetative Störungen u. klin. Psychotherapie. In Heilmeyer: Lehrbuch der inneren Medizin. Berlin-Göttingen-Heidelberg: Springer 1956.

Cremerius, J.: Kurzbehandlung. München: Lehmann 1951.

Duchêne, H.: Kurztherapie. Evolut. Psychiat. 1941, 1.

Guillerey, M.: Kurztherapie. Psyche (Paris) 1956, 405.

Heyer, G. R.: Ausgleichsbehandlung. Münch. med. Wschr. 1954, 692.

Hinckley, R. G., u. L. Hermann: Gruppenbehandlung. Zürich: Rascher 1954.

Hunter, H.: Kurzbehandlung. J. Nerv. Dis. 1947, 86.

Karpman, E.: Objektive Psychotherapie. J. klin. Psychol. 1949, 192.

MacKinnon, H. L., and A. Allen: Kurztherapie. Dis. nerv. Syst. 1955, 277.

Kraemer, R.: Klinische Psychotherapie. Z. Psychother. med. Psychol. 1952, 125.

Laberke, I. A.: Mehrdimensionale Therapie. Alk. ärzt. Gesellsch. Psychother. 1953.

Langen, D.: Klinische Psychotherapie. Stuttgart: Georg Thieme 1956.

Leuner, H.: Symboldrama. Z. Psychother. med. Psychol. 1957, 221.

Lidz, T., u. J. C. Whitehorn: Psychotherapie bei Thyreosen. Exerpta med. (Amst.) 1949, 775.

Middendorp, V.: Katamnesen bei Kurzpsychotherapie. Psyche 1957, 662.

Nussbaum, S.: Elektropsychotherapie. Exerpta med. (Amst.) 1949, 717.

Pierloot, C.: Psychosomatische Klinik. Paris 1956.

Pumpian-Mintlin, E.: Kurztherapie, Amer. J. Psychother. 1953, 641.

Rogers, C. R., and R. Dymond: Non-direktiv-psychotherapy. Chicago 1954.

ROSEN, J. M.: Kurztherapie der Angst. Dis. nerv. Syst. **1956**, 343.
ROTHENBERG, S.: Kurztherapie. Psychosom. Med. **1955**, 455.
SCHUNZELAAR, K.: Kurzbehandlung Hysterie. Beg. T. Geneesk. **1950**, 650.
STAEWEN, C.: Kurzbehandlung. Münch. med. Wschr. **1955**, 364.
STEKEL, H.: Kurzbehandlung Psychosomatik. Amer. J. Psychother. **1954**, 719.
STONE, W.: Psychoanalyse und Kurzbehandlung. Psychoan. Quart. **1951**, 215.
STROTZKA, H.: Kurzpsychotherapie, 1500 ambulant, 200 stationär in 6 Jahren. Akt. Psychother. **1953**, 154.
THIEMANN, E.: Asthma bronchiale. Stuttgart: F. Enke 1958 (lediglich analytisch!).
THISTLETHWAITE, D. L., et al.: Direkte u. indirekte Psychotherapie. J. abnorm. soz. Psychol. **1955**, 107.
WIEGMANN, H.: Siehe Text, S. 8 u.
WOLPE, J.: Objektive Psychotherapie. Zbl. Neur. **1953**, 233.
WENDT, C. F.: Kurztherapie. Med. Klin. **1951**, 946.
ZULLIGER, H.: Blitzheilung. Psyche **1956**, 236.
Siehe ferner zahlreiche Arbeiten in „Psychotherapie", Vierteljahresschrift für aktiv-klinische Psychotherapie. Bern: Huber Verlag.

Mit wenigen Ausnahmen zeigt die vorstehend nur beispielhaft angeführte Literatur die unersetzliche Bedeutung aktiv-klinischer, vielfach besonders auch nicht-psychoanalytischer Psychotherapie im allgemeinen und ganz besonders im Grenzbereich zur allgemeinen Klinik.

Klinische Psychotherapie aus der Sicht des Psychiaters

Von

H. Göppert (Freiburg i. Br.)[1]

Klinische Psychotherapie, das soll offenbar besagen: Psychotherapie im Rahmen der Klinik. Innerhalb der Klinik unterscheiden wir eine stationäre und eine ambulante, poliklinische Behandlung. Die ambulante Behandlung innerhalb der Klinik unterscheidet sich aber praktisch nicht von den Behandlungsmethoden der frei praktizierenden ärztlichen Psychotherapeuten. Die Abgrenzung einer klinischen von einer nicht-klinischen Psychotherapie hat also hier keinen Sinn. Wohl aber finden sich zweifellos Unterschiede zwischen der klinisch-stationären Behandlung und der ambulanten. Sie betreffen einmal die Art der Kranken; Psychosen und Suchtkranke können im allgemeinen nur stationär behandelt werden. Auch die Behandlungsmethoden sind anders. Schon die Tatsache der Unterbringung in der Klinik, das Leben in der Gemeinschaft mit anderen Kranken erfordert und ermöglicht andere Formen des therapeutischen Vorgehens. Es wäre demnach wohl sinnvoller gewesen, statt von klinischer Psychotherapie von stationärer Psychotherapie zu sprechen, und sie gegen die ambulante Psychotherapie abzugrenzen.

Aber der Begriff „klinische Psychotherapie" soll hier etwas anderes besagen. Was damit gemeint ist, wird deutlich, wenn wir statt von Psychotherapie von Psychoanalyse sprechen.

„Klinische Psychoanalyse", dieser Begriff ruft uns die Kämpfe in Erinnerung, die Freud mit der Klinik, der sog. Schulmedizin durchzustehen hatte. Für viele Kliniker ist der Begriff einer „klinischen Psychoanalyse" noch heute eine contradictio in adjecto. Die Klinik, mit der sich Freud in erster Linie auseinanderzusetzen hatte, war die Psychiatrie. Aber die Psychoanalyse wurde besonders in Deutschland von den führenden Psychiatern fast durchweg abgelehnt. Hoche in Freiburg nannte sie eine psychische Epidemie. Weygand in Hamburg charakterisierte sie als eine Sache, um die sich nicht die Wissenschaft, sondern der Polizei zu kümmern habe.

Die scharfe Abwehr galt in erster Linie der Libidotheorie, der Lehre von der sexuellen Genese der Neurosen und der zentralen Bedeutung des Ödipuskonfliktes. Heute sind die affektiven Widerstände in den Hintergrund getreten. Die Bedeutung der Freudschen Lehre für die Neurosenbehandlung wird nicht mehr ernsthaft in Frage gestellt. An vielen Universitäts-Kliniken wird Psychoanalyse gelehrt; es werden psychoanalytische Behandlungen durchgeführt und interessierte Kollegen ausgebildet. Insofern kann man davon sprechen, daß die Psychoanalyse in die Klinik eingezogen ist. Aber ist sie damit „klinisch" geworden? Die

---

[1] Dozent Dr. H. Göppert, Psychiatrische und Nervenklinik, Freiburg i. Br.

Tatsache, daß die Klinik die psychoanalytische Neurosebehandlung bejaht und pflegt, sagt darüber nichts.

JASPERS nennt die Psychotherapie eine säkularisierte Seelsorge. Er schreibt: „Unser Zeitalter ist charakterisiert durch den Tatbestand, daß heute Nervenärzte säkularisiert tun, was früher auf Glaubensgrundlage vollzogen wurde." Der Glaubensverlust unserer Zeit habe den Arzt in die Rolle gedrängt „in wachsendem Umfange Aufgaben zu erfüllen, die früher Sache des Priesters und Philosophen waren . . ." (*1*).

Der Nervenarzt steht immer vor der Aufgabe, auf die sozialen und religiösen Konflikte seiner Kranken einzugehen. Die Psychosen bedeuten fast immer eine schwere Krise ihrer sozialen Existenz und in ihren Inhalten spielt das Religiöse oft eine entscheidende Rolle.

Aber nicht nur der Psychiater wird in eine solche sozial-seelsorgerische Rolle gedrängt. Sie gehört von alters her zum Wesen des Arzttums. Wo diese seelsorgerische Verpflichtung fehlt, hat der Arzt Rang und Würde seines Amtes verloren.

Doch dieser menschlich verpflichtende Bereich ist nicht Gegenstand der medizinischen Forschung. Ohne die Liebe zum kranken Menschen kann man nicht Arzt sein, aber man kann diese Liebe nicht lehren. Wenn sich nun dieser allgemein-menschliche Anteil des Arzttums unter dem Druck besonderer Zeitumstände erweitert und auf die Betreuung von Menschen ausdehnt, die früher in der gleichen Situation den Priester aufgesucht haben, so erscheint es fraglich, ob man diese Tätigkeit noch als spezifisch ärztlich und die so betreuten Krisen als Krankheiten bezeichnen kann.

Die Neurosen, auf die sich die Bemerkung von JASPERS bezieht, sind Beschwerdekomplexe, die sich nicht auf eine organische Ursache zurückführen lassen. Krankheiten sind aber nach einer Definition KURT SCHNEIDERs immer Körperkrankheiten. Neurosen nennt er dagegen „abnorme Erlebnisreaktionen" und bestimmt sie als eine Spielart des Charakters. „Von ‚krankhaften' seelischen Störungen" schreibt er wörtlich, „kann bei dieser Gruppe keine Rede sein . . ." (*2*).

Diese Interpretation der Krankheit entspricht der wissenschaftlichen Tradition der Medizin, wie auch den philosophischen Deutungen der Krankheit bei HÖNIGSWALD und HÄBERLIN (*3, 4*).

FREUDs Stellung zu dieser Frage ist nicht eindeutig. Er übernahm die Auffassung von CHARCOT, daß die Hysterien Krankheiten seien, um deren Deutung und Behandlung sich der Arzt zu kümmern habe. Auf der anderen Seite faßt er aber den Begriff der Neurose so weit, daß er schon *damit* den Rahmen der Krankheit sprengt. So nennt er die Religion eine Menschheitsneurose. Er befürwortet ferner die Laienanalyse mit der Begründung, es gäbe genug Fälle, in denen „ärztliches Wissen und ärztliche Einmengung nicht notwendig" seien. Die psychoanalytische Behandlung deckt sich für FREUD so wenig mit dem Ärztlichen, daß er in seiner Selbstdarstellung sagen kann: „Wir halten es nicht für wünschenswert, daß die Psychoanalyse von der Medizin verschluckt werde und dann ihre endgültige Ablagerung im Lehrbuch der Psychiatrie findet, im Kapitel Therapie, neben Verfahren wie hypnotische Suggestion, Autosuggestion, Persuasion . . ." (XIV, 283) (*5*). Und schließlich gebraucht FREUD den Begriff der Neurose oft im Gegensatz zu dem der Krankheit. So schreibt er einmal an v. WEIZSÄCKER, er habe beobachtet, daß eine Neurose sich durch eine Krankheit ablösen läßt (*6*).

Während er aber so den Begriff der Neurose und seine Beziehung zu dem der Krankheit offen läßt, erhebt er den Anspruch, daß die psychoanalytische Neurosenlehre Grundlage der Psychiatrie werden müßte. „Innerhalb der Medizin", schreibt er in der Einleitung zu den Vorlesungen zur Einführung in die Psychoanalyse, „beschäftigt sich zwar die Psychiatrie damit, die beobachteten Seelenstörungen zu beschreiben und zu klinischen Krankheitsbildern zusammenzustellen, aber in guten Stunden zweifeln die Psychiater selbst daran, ob ihre rein descriptiven Aufstellungen den Namen einer Wissenschaft verdienen... Hier ist die Lücke, welche die Psychoanalyse auszufüllen bestrebt ist. Sie will der Psychiatrie die vermißte psychologische Grundlage geben..." (XI, 14).

Das bedeutet aber nichts anderes, als daß die endogenen Psychosen als Neuroseformen interpretiert werden müßten. Schultz-Hencke nennt die Schizophrenie eine *Neurosevariante* (7). Gegen solche Deutungen wandte sich die Psychiatrie, und zwar auch dort, wo sie ihre Bedenken gegen die Libidotheorie überwunden hatte. Eugen Bleuler war schon sehr früh aufgeschlossen für die Psychoanalyse und hat in seinem 1911 erschienenen Schizophreniebuch die Psychoanalyse gleichberechtigt neben die klinische Betrachtungsweise gestellt. Aber er hat zum Leidwesen Freuds an der organischen Ursache festgehalten. Er hat die Gleichsetzung mit der Neurose nicht vollzogen. So ist es jedenfalls in der deutschen Psychiatrie bis heute geblieben.

Man hat ihr deshalb Konservatismus vorgeworfen, zumal sie für die Theorie der Somatogenie keine überzeugenden Befunde beibringen konnte. Aber dieser Vorwurf geht an der wissenschaftlichen Situation der Psychiatrie vorbei. Vor 100 Jahren hatte sie sich aus ihrer pseudowissenschaftlichen Outsider-Stellung gelöst und den Anschluß an die Forschungsprinzipien der übrigen Medizin gefunden, indem sie von der Annahme der organischen Grundlage der Geisteskrankheiten ausging. Wenn aber die endogenen Psychosen Neurosen sind, deren Krankheitscharakter, wie wir gesehen haben, umstritten ist, ist dann die Psychiatrie nicht wieder in ihre alte Outsider-Stellung zurückgedrängt? Wiederholt sich damit nicht im Grunde die Situation, in der sich die Psychiatrie bei Ideler und Heinroth befand, als die Psychosen als Symptome von Schuldverstrickungen und gewucherter Leidenschaften interpretiert wurden?

Man war in Amerika gegenüber den Forderungen Freuds nach einer psychoanalytischen Psychiatrie z. T. aufgeschlossener. Aber Sullivan, einer der bekanntesten Schizophrenietherapeuten in Amerika spricht auch von einer Mesalliance zwischen Psychiatrie und Neurologie und empfiehlt eine Verschwisterung der Psychiatrie mit der Soziologie (8). Im übrigen hatte die Psychiatrie mit ihren somatischen Behandlungsmethoden Erfolge, die eine Preisgabe der bisherigen wissenschaftlichen Auffassung zugunsten einer Neurosentheorie nicht gerechtfertigt hätten. So bleibt es fraglich, in welchem Sinne die psychoanalytischen Erfahrungen bei den endogenen Psychosen in die Psychiatrie als Wissenschaft, als klinische Disziplin, eingeordnet werden sollen.

Die vom wissenschaftstheoretischen Gesichtspunkt aus entscheidende Begegnung der Klinik mit der Psychoanalyse ereignete sich nicht in der Psychiatrie, sondern in der Inneren Medizin durch V. v. Weizsäcker. Man sieht seine Verdienste darin, daß er den Einfluß seelischer Faktoren auf organische Krankheiten betont, d. h. die Lehre von der Somatogenie durch die von der Psychogenie ergänzt habe. Aber diese Deutung ist ein Mißverständnis, das einem Denken entspringt, dessen Überwindung gerade das zentrale Anliegen seiner Lehre ausmacht. Wer v. WEIZSÄCKER *so* versteht, bewegt sich noch auf dem Boden des cartesianischen Dualismus von Leib und Seele. Sein Ziel aber formuliert er folgendermaßen: „Ich wollte durch die Einführung der Psychologie in die Innere Medizin eine allgemeine Krankheitslehre begründen, die psychoneurotische und organische Krankheiten nicht trennt, sondern vereint . . ." (*9*). Das setzt voraus, daß man die Lehre vom Leib-Seele-Dualismus durch eine Lehre von der Leib-Seele-Einheit ersetzt. „Ob", fährt v. WEIZSÄCKER, fort, „die Psychoanalyse das geeignete Mittel sein würde, eine psychophysische Medizin auf der Grundlage der Leib-Seele-Einheit zu schaffen, das war eine offene Frage, und es war ein Gedanke, der FREUD selbst ganz ferngelegen hatte." FREUD selbst stand noch auf dem Boden der cartesianischen Spaltung. Der Gegensatz psychoneurotischer und organischer Störungen war ihm selbstverständlich, seine Überwindung wurde von ihm nicht zum Problem gestellt.

Wie aber sollte die Einführung der Psychologie bzw. der Psychoanalyse diesen Gegensatz überwinden? Um das zu erkennen, betrachten wir ein Beispiel eines psychischen Traumas. Ein 40jähriger Mann, Vater von 3 Kindern, kommt in die Sprechstunde und klagt über Herzbeschwerden, Schlafstörungen, nächtliche Angstzustände und depressive Verstimmungen bis zum Lebensüberdruß. Wir erfahren, daß diese Beschwerden kurz nach dem Tode der Mutter aufgetreten sind. Der Patient räumt ein, daß ihn dieses Ereignis völlig aus dem seelischen Gleichgewicht gebracht habe. Er habe seitdem kaum mehr Interesse an Frau und Kindern. Er zweifelt selbst nicht daran, daß dieses Erlebnis die Ursache seiner Beschwerden darstellt und die Art, wie er auf das Gespräch reagiert, läßt auch keinen Zweifel darüber, daß es sich um einen reaktiven Verstimmungszustand handelt.

Wir sind also als Arzt in der glücklichen Lage, schon in der ersten Aussprache den psychogenetischen Charakter der Störung und ihre Ursache freigelegt zu haben.

Aber haben wir das wirklich? Ist der Tod der Mutter die Ursache dieser Krise? Müssen wir nicht vielmehr fragen: Wie ist es möglich, daß ein Mann in seinem Alter und in seiner Situation so auf den Tod seiner Mutter reagieren kann, daß ihm Frau und Kinder gleichgültig werden?

Das Faktum des Todes der Mutter erklärt uns nichts, es stellt uns erst vor die Frage nach der wahren Ursache. Wir müssen erst erfahren, was die Mutter im Leben dieses Menschen *bedeutet*. Was sie aber für ihn bedeutet, erklärt sich nur aus der Ganzheit seiner Lebensgeschichte.

Diesem Sachverhalt, daß im Grunde jedes seelische Trauma nur aus seiner Bedeutung im Ganzen eines Lebensschicksals verstanden werden kann, wurde die Psychoanalyse insofern gerecht, als sie grundsätzlich die abnorme Reaktionsbereitschaft auf die frühere Kindheit zurückführt. Sie geht dabei von der Vorstellung aus, daß in jener Zeit die späteren Verhaltensweisen geprägt werden.

Dann liegt die eigentliche Ursache der abnormen Reaktion unseres Patienten in den frühkindlichen Erlebnissen?

Über diese Rückverlegung der genetischen Problematik einer Neurose in die Kindheit sagt aber nun FREUD, daß „hier endlich auch die mitgebrachte Konstitution zu ihrem Recht" komme. „Anlage und Erleben verknüpfen sich hier zu einer unlösbaren ätiologischen Einheit, in denen die Anlage Eindrücke zu anregenden und fixierenden Traumen erhob, welche sonst, durchaus banal, wirkungslos geblieben wären, und indem die Erlebnisse Faktoren aus der Disposition wachriefen, welche ohne sie lange geschlummert hätten und vielleicht unentwickelt geblieben wären." (X/56).

Das heißt nun nichts anderes, als daß man auch, ja gerade, die Bedeutung der Kindheitserlebnisse nur aus der anlagemäßigen Antwortbereitschaft des Kindes verstehen kann. Diese Antwortbereitschaft ist aber die unableitbare Wesensstruktur. So gelangt man auch bei diesem Rückgang in die Kindheit nicht zu einem kausalen Ereignis im Sinne der naturwissenschaftlichen Kausalität. Das Kausalitäts-Schema läßt sich auf psychologische Sachverhalte nicht anwenden.

Was bedeutet das nun für das Problem der psychophysischen Ganzheit? Läßt unsere Feststellung nicht gerade den fundamentalen Gegensatz des Psychischen gegenüber dem somatischen Geschehen erkennen? Die somatische Forschung der exakten Naturwissenschaft ist aufgebaut auf dem Prinzip der Kausalität. Es zeigt sich aber, daß die Gültigkeit des Kausalitätsprinzips sich auch im Bereich der Biologie mehr und mehr einzuengen beginnt. In der Umweltslehre v. Uexkülls sind die Gegenstände der Umwelt eines Lebewesens *Bedeutungsträger*. Die Bedeutung ein und desselben Objektes ist für jede Tierart verschieden und nach diesem Bedeutungsgehalt entscheidet sich seine Wirkungsmöglichkeit. v. Uexküll sagt dazu: „Die Bedeutung ist der Leitstern und nicht die armselige Kausalitätsregel, die nicht weiter als einen Schritt vorwärts oder rückwärts zu sehen vermag, der aber die großen Zusammenhänge verborgen bleiben" (*10*).

In ähnlicher Weise hat Büchner das Verhältnis des lebenden Organismus zur Umwelt als ein *dialogisches* bestimmt. Der Organismus, erklärt er, ist dem Spiel der Naturkräfte nicht passiv preisgegeben. Er nimmt sie vielmehr auf „als Reiz, als Lockung oder Angriff und antwortet ihnen in seiner Sprache mit den ihm eigenen Reaktionen . . ." (*11*).

Bedeutung, Dialog, das sind psychologische Begriffe, sie weisen uns aber den Weg zu einem tieferen Verständnis biologischer Vorgänge.

So hat sich auch Spemann bewußt für die Deutung seiner Beobachtungen bei der tierischen Entwicklung psychologischer Bilder bedient. Er sagt in den Schlußbemerkungen seines Buches über „Experimentelle Beiträge zu einer Theorie der Entwicklung": „Immer wieder sind Ausdrücke gebraucht worden, welche keine physikalischen, sondern psychologische Analogien bezeichnen. Daß dies geschah, soll mehr bedeuten als ein poetisches Bild . . . Es soll zeigen, daß die Entwicklungsprozesse, wie alle vitalen Vorgänge . . . in der Art ihrer Verknüpfung von allem uns Bekannten mit nichts so viel Ähnlichkeit haben, wie mit denjenigen vitalen Vorgängen, von welchen wir die intimste Kenntnis besitzen, den psychischen" (*12*). Im gleichen Sinn hat auch von Weizsäcker die Neurosenlehre in die Medizin einbezogen. Auch er ging von der Annahme aus, daß die in der Medizin zu beobachtenden „vitalen Vorgänge", nämlich die Krankheiten, in der „Art ihrer Verknüpfung" große Ähnlichkeit mit psychologischen Vorgängen zeigen. Dabei nahm er als psychologisches Analogon zu den Organkrankheiten aus naheliegenden Gründen die Neurosen.

Mit dem Nachweis einer funktionalen Verwandtschaft psychologischer und biologischer Vorgänge ist der erste und grundlegende Schritt zur Begründung einer Lehre von der Leib-Seele-Einheit geleistet.

FREUD selbst hat, wie VON WEIZSÄCKER meint, dieses Problem ferngelegen.
Aber abgesehen von gewissen Beobachtungen, die FREUD über den Einfluß seelischer Vorgänge auf das Krankheitsgeschehen gemacht hat, gibt es vereinzelte
Hinweise, daß er auch die wissenschaftstheoretische Problematik der Leib-Seele-
Einheit gesehen hat. Das oben angeführte Zitat, in dem FREUD den Anspruch
erhebt, daß die Psychoanalyse der Psychiatrie die vermißte psychologische
Grundlage zu geben habe, führt fort: „sie hofft, das Zusammentreffen körperlicher
und seelischer Störungen verständlich zu machen. Zu diesem Zweck muß sie sich
von jeder ihr fremden Voraussetzung anatomischer, chemischer und physiologischer
Natur freihalten, durchaus mit rein psychologischen Hilfsbegriffen arbeiten und
gerade darum, fürchte ich, wird sie Ihnen zunächst fremdartig erscheinen" (XI/14).

Hier ist keine Rede davon, daß die psychiatrischen Krankheiten ausschließlich
psychischer Natur seien. Wenn die Psychoanalyse nur mit psychologischen Hilfsbegriffen arbeitet, und von anatomischen, chemischen und physiologischen Befunden absieht, so geschieht das mit dem Ziel, zu einer neuen Vorstellung vom „Zusammentreffen körperlicher und seelischer Störungen", d. h. zu einer Lehre von
der Leib-Seelen-Ganzheit zu gelangen. Aber zur methodischen Begründung einer
solchen Lehre ist es bei FREUD nicht gekommen.

Die Gesetze von leiblichen und seelischen Vorgängen zeigen bedeutsame
Analogien. Aber Leib und Seele sind nicht identisch, sie sind nicht nur zwei
Seiten des gleichen Geschehens, sondern zwei Partner. Auch zwischen ihnen
besteht ein „dialogisches" Verhältnis, das v. WEIZSÄCKER einmal mit dem von
Roß und Reiter verglichen hat. BÜCHNER spricht von einem *Bund* zwischen Leib
und Seele, dessen tiefster Sinn darin besteht, „daß der eine vom anderen mit-
geprägt wird und ihn verkündet" (*13*). Die Frage der Beziehung von Leib und
Seele scheiterte bislang an der Kausalitätsproblematik. Es war klar, daß man
das die naturwissenschaftliche Denkweise beherrschende Prinzip der Kausalität
nicht auf das Verhältnis von Leib und Seele übertragen kann. Mit dem Nachweis, daß nicht nur im psychologischen, sondern auch im somatischen Geschehen
das Kausal-Schema durch das dialogische Partnerverhältnis ersetzt werden muß,
ist diese grundsätzliche Schwierigkeit behoben. Die Beziehung von Leib und
Seele ist jetzt denkbar und formulierbar geworden.

Ein besonders eindrucksvolles und aufschlußreiches Beispiel für die Art und
Weise, wie seelische und körperliche Vorgänge einander zugeordnet sind, ist das
Mutter-Kind-Verhältnis in der frühen Kindheit. FREUD hat gezeigt, daß das
Trinken des Säuglings an der Mutter Brust einen doppelten Sinn hat, einen
nutritiven und einen „libidinösen". Was FREUD hier „libidinös" nennt, dürfen
wir heute auf Grund konkreter Beobachtungen durch den Begriff „Liebe" ersetzen. RENÉE SPITZ (*14*) und A. NITSCHKE (*15*) haben nämlich zeigen können,
daß die Nahrung beim Kleinkind ihre ernährende Funktion verliert, wenn sie nicht
verbunden ist mit einer liebenden Zuwendung. Das Kind verkümmert seelisch
und körperlich; es wird anfällig für Infektionen, bleibt im Wachstum zurück und
zeigt das Bild einer schweren körperlichen Allgemeinstörung, die z. T. mit
Durchfällen und Erbrechen einhergeht. Die nutritive Funktion der Speise ist
an die der liebenden Zuwendung gebunden.

Der leib-seelische Ganzheitscharakter der Nahrung tritt bei der Pubertäts-
Magersucht und bei Patienten mit Magen-Darm-Störungen besonders deutlich

in Erscheinung. Aber auch bei der Defäkation und beim Urinieren ließ sich zeigen, daß auch diese biologischen Funktionen eine eigenständige psychologische Bedeutung haben. Daß die sexuelle Kommunikation immer nur als ein leib-seelisches Ganzes verstanden werden kann, hat man nie ernsthaft in Frage gestellt.

Im Rahmen einer solchen leib-seelischen Ganzheitsbetrachtung ist es selbstverständlich, daß wir auch bei den organischen Erkrankungen die seelische Seite zu erforschen haben. Es ist kein Widerspruch mehr, wenn wir feststellen, daß beim Ausbruch einer Tuberkulose seelische Erschütterungen, ein Liebesverlust oder eine Selbstwertkrise eine entscheidende Rolle spielen. Unter dem Aspekt der Leib-Seele-Ganzheit ist es keine Frage des guten Herzens, ob der Arzt bei einem Magenulcus, einem Asthma, einer Angina pectoris, einer Gallenkolik nach dem Lebensschicksal, nach der psychischen Situation dieser Kranken fragt. Diese, wenn man es so nennen will, „seelsorgerische Seite" ist jetzt ein Moment der wissenschaftlichen Frage nach Art und Wesen der Krankheit geworden. Und wenn der Arzt bemüht ist, die seelische Konfliktsituation zu bereinigen, so ist das keine „säkularisierte Seelsorge" im Sinne von JASPERS, sondern eine genuin ärztliche Handlung.

Mit der Lehre von der leib-seelischen Ganzheit ist die Psychotherapie klinisch, d. h. ein notwendiger Bestandteil der klinischen Krankheitsforschung und Therapie geworden.

Ob man den Neurosen (im üblichen klinischen Gebrauch dieses Begriffes) den Charakter einer Krankheit zuerkennen will oder nicht, ist von sekundärer Bedeutung. Sicherlich sind sie ein Grenzphänomen. Aber wenn die Psychoanalyse zur Klinik gehört, dann kann die Klinik auch nicht auf die Neuroseerfahrung verzichten. Jede ernsthafte Auseinandersetzung mit der psychischen Seite organischer Erkrankungen setzt Erfahrung in der Neurosebehandlung voraus.

Wenden wir uns nun wieder der Psychiatrie zu, so haben wir auch hier die Krankheiten unter dem Gesichtspunkt der leib-seelischen Ganzheit zu betrachten. Wir gehen also von der Voraussetzung aus, daß die endogenen Psychosen sowohl eine körperliche wie eine seelische Seite haben und beiden Seiten sprechen wir die Bedeutung einer eigenständigen Ausdrucksgestalt der Krankheit zu. Wenn wir also meinen, daß gewisse Verlaufsformen und die Ergebnisse der Schockbehandlung für eine somatische Seite dieser Krankheitsbilder sprechen, so steht das nicht im Widerspruch mit einer analytischen Deutbarkeit der psychotischen Inhalte und der Möglichkeit einer Psychotherapie.

Die psychoanalytische Interpretation der schizophrenen Inhalte zeigt enge Beziehungen zu den Neurosen. Die Neurosentherapie ließ sich aber nicht ohne weiteres auf die Behandlung der Schizophrenen übertragen. FREUD selbst hat noch gemeint, daß eine Psychotherapie der Schizophrenie am Autismus, d. h. am Mangel einer Übertragungsfähigkeit dieser Kranken scheitere. Man hat aber nun Behandlungsformen ausgearbeitet, die geeignet sind, diesen Autismus zu durchbrechen. Methode und theoretische Fundierung der einzelnen Behandlungsformen weichen dabei erheblich voneinander ab.

Sie gehen z. T. von der Voraussetzung aus, daß die Ursache der Schizophrenie in Kindheitskonflikten zu suchen sei. Besonders dem Versagen der Mutter wird eine entscheidende ursächliche Bedeutung beigemessen. Daraus erklärt man die außerordentliche Verletzbarkeit der Schizophrenen, durch die sich eine aufdeckende Assoziationsbehandlung im Sinne der klinischen Neurosentherapie verbietet.

Von dieser Deutung her muß es das Ziel der Behandlung sein, dem Kranken die vermißte Mutterliebe zu ersetzen. Wenn einige Therapeuten, wie vor allem J. N. ROSEN, eine gewisse aufdeckende Behandlung zulassen und für erforderlich halten, so geschieht das mit dem Ziel, das negative Mutterbild sofort durch ein positives zu ersetzen, das der Therapeut dem Kranken gegenüber agiert.

Alle diese Behandlungsformen haben zu bemerkenswerten Erfolgen geführt. Aber alle haben den Nachteil, daß der zeitliche wie menschliche Einsatz ungeheuer groß ist. Die Therapie erfordert Hunderte von Stunden und bedeutet für den Therapeuten immer eine erhebliche seelische Belastung. Sie läßt sich also mit den praktischen Forderungen einer Klinik oder Anstalt weder heute noch in Zukunft in Einklang bringen.

Gleichwohl haben sich eine Reihe von Kliniken mit der Psychotherapie der Schizophrenie eingehend beschäftigt. An unserer Klinik hat vor allem W. BISTER solche analytischen Behandlungen durchgeführt. Es steht außer Zweifel, daß diese analytischen Erfahrungen dazu zwingen, unsere Vorstellungen über die Psychopathologie der Schizophrenie zu revidieren. Keine Psychopathologie dieser Krankheit wird in Zukunft an diesen Erfahrungen vorbeigehen können.

Ob diese Erfahrungen auch die Hypothese von der Psychogenie der Schizophrenie, die Annahme, daß ein Versagen der Mutter in der frühesten Kindheit die Ursache der Schizophrenie sei, bestätigen, scheint allerdings fraglich. Jeder Geängstigte verlangt nach der Mutter; und je tiefer die Angst, um so mehr wird man zum liebesuchenden Kind. Daß die liebende Zuwendung diese Angst zu lindern und unter Umständen zu beheben vermag, besagt noch nichts über ihre Herkunft.

Aber es geht gar nicht so sehr um die Frage, ob sich eine solche psychogene Theorie der Schizophrenie beweisen läßt oder nicht, sondern ob es überhaupt richtig ist, die Schizophrenie in solcher Weise genetisch interpretieren zu wollen. Es hat sich gezeigt, daß man das Kausalprinzip auf psychologische Zusammenhänge nicht anwenden kann, und daß seine Anwendung im Bereich biologischer wie psychophysischer Vorgänge problematisch geworden ist. Daher erklärt v. WEIZSÄCKER: „In der intellektuell so schwierigen Leib-Seelen-Frage kommt es auf etwas sehr Einfaches an: Es ist nicht gefragt, woher die Krankheit kommt, sondern was bei ihr herauskommt, ans Licht tritt, welche Unzulänglichkeit und damit *die* Unzulänglichkeit." (*16*)

Wir können nicht erklären, warum das Lebendige, warum der Mensch, warum dieser Mensch auf die Fragen, Prüfungen und Bedrohungen der Umwelt so und nicht anders antwortet. Wir können erfahren, was er kann und was er nicht kann, wessen er bedarf und was er zu geben vermag. Wenn wir das wissen, dann *verstehen* wir einen Menschen, d. h. wir wissen, was ihm gemäß und was ihm ungemäß ist, in welchem Daseinsraum er sich verwirklichen kann und an welchen Umweltsbedingungen er scheitert.

Die Frage nach dem Warum zerstückelt das Lebendige (v. WEIZSÄCKER [*17*]), die Frage nach dem Wie aber öffnet den Blick für seine Vielgestaltigkeit, für die

Vielfalt der Bedingungen, unter denen der Ordnungsraum eines Daseins gestört und hergestellt werden kann.

Keine der psychotherapeutischen Erfahrungen geht uns verloren oder wird in ihrem Wert eingeschränkt, wenn wir uns mit der Frage nach dem Wie bescheiden und auf eine kausale Erklärung verzichten. Wohl aber entgehen wir der Gefahr, einer nicht unbedenklichen Einengung durch das kausale Denken.

Zu den allgemeinsten oder auch entscheidendsten Symptomen der Schizophrenie gehört der Bezugsverlust, die Unfähigkeit zur personalen Begegnung. Auch da, wo wir mit dem Kranken ein durchaus geordnetes Gespräch führen können, bleibt eine eigenartige Fremdheit, ein Mangel an Kontaktbereitschaft, der sehr treffend als „Verlust des Blütenstaubes" charakterisiert wurde. Diese Fremdheit hat nichts mit der Unverständlichkeit der schizophrenen Wahninhalte und Halluzinationen zu tun. Sie verschwindet nämlich keineswegs, wenn es uns gelingt, die Inhalte neurosepsychologisch aufzulösen.

Die Psychoanalyse hat diesen Bezugsverlust erkannt und ihn als eine Regression in die autoerotische Phase der ersten Lebensmonate gedeutet. Genetisch interpretierte man diese Regression als eine Reaktion auf einen frühen Liebesverlust der Mutter.

In den meisten Fällen sind die Patienten nicht in der Lage, das Erlebnis dieser Entfremdung zu schildern. Wo es aber einmal gelingt, da zeigt sich, daß die analytische Deutung wenig Wahrscheinlichkeit für sich hat.

Eine 30jährige Patientin, die wegen Erregungszuständen eingeliefert wurde und unter akustischen Halluzinationen litt, berichtete auch von einer schweren Angst. Auf die Frage, ob sie Angst vor dem Tode habe, meint sie, „nein, wie sollte ich Angst vor dem Tode haben, ich bin ja alles schon ein bißchen gewesen. Aber ich habe Angst, daß der Geist zugrunde geht und dann gäbe es ja keine Hölle mehr".

Diese befremdliche Antwort deutet auf 2 Formen eines veränderten Umweltsbezuges hin: Einmal auf das Erlebnis einer allgemeinen Verschmelzung mit der Welt. Die Kranke ist „alles schon ein bißchen gewesen" und deshalb hat der Tod keine Schrecken für sie. Zugleich ist sie aber bedroht von einem radikalen Bezugsverlust, in dem es „keine Hölle mehr gibt", also auch Schmerz und Qual aufgehoben sind. Der Verlust dieser äußersten, fragwürdigsten Seinsmöglichkeit in der Hölle ist für die Kranke das Furchtbarste. Es ist der Einbruch des Nichts, den die Kranke hier beschreibt.

In dieser Nähe des Nichts gründet die schizophrene Kontaktstörung, gründet die Leere der schizophrenen Manieren und Stereotypien, in denen die Ausdrucksbewegungen ihren Zuwendungscharakter verloren haben. Und diese Nähe des Nichts ist es auch, die der Begegnung mit dem Schizophrenen den Charakter des Unheimlichen gibt, wodurch sie sich von der Begegnung mit dem Neurotiker fundamental unterscheidet.

Ich glaube nicht, daß man das Erlebnis dieser Kranken durch eine Regression in den frühkindlichen Autoerotismus erklären oder überhaupt mit einem kindlichen Erleben in Vergleich setzen kann. Eine solche Beziehungssetzung geht an der Besonderheit eines derartigen Erlebnisses vorbei, sie verstellt uns den Blick für das Wesenhafte daran. Man kann daher diese Erlebnisse auch nicht aus frühkindlichen Traumen erklären. Wohl aber können wir das Erlebnis in gewisser

Weise verstehen. Wo wir uns, statt zu erklären, für das befremdende Erleben dieser Kranken frei geben und uns anwehen lassen von dem Sog des Nichts, erfahren wir etwas von der Art ihrer Daseinsbedrohung. Das Befremdliche dieses Erlebnisses bedeutet nicht, daß wir den Kranken nicht verstehen, sondern daß wir teilnehmen an einem Entfremdungsprozeß, der sich im Kranken selbst ereignet.

An der Offenheit für diese Erlebnisse entscheidet sich am Ende die diagnostische Fähigkeit eines Psychiaters. Denn hier begegnet er jenem Besonderen, das die Schizophrenie von der Neurose trennt.

Damit soll nicht bezweifelt werden, daß es bei der Schizophrenie ausgesprochen infantile Verhaltensweisen gibt, die für die Psychotherapie von größter Bedeutung sind. Aber sie bestimmen nicht das *Wesen* der Schizophrenie, insbesondere nicht das Wesen des schizophrenen Bezugsverlustes.

Vom psychotherapeutischen Gesichtspunkt her scheint diese differential-diagnostische Unterscheidung nicht wesentlich, denn es geht ja gerade darum, den Bezugsverlust zu durchbrechen. Aber wir haben gesehen, daß die Schizophrenie eine Behandlungsart fordert, die von einer Neurosentherapie streng unterschieden ist. *Belastende analytische Methoden, die Couch- und Assoziationsbehandlung sind fehl am Platze.* Darüber hinaus besteht noch ein anderer wichtiger Unterschied gegenüber der Neurose. Für die Neurose gilt die Regel, daß eine Behandlung um so mehr Aussicht auf Erfolg hat, je früher sie einsetzt. Bei einer beginnenden Schizophrenie, die noch keiner stationären Behandlung bedarf, ist jedoch eine Psychotherapie kontraindiziert. Insbesondere natürlich eine typische Neurosentherapie. Wir laufen damit Gefahr, die Schizophrenie zu aktualisieren. Erst wenn die stationäre Behandlungsbedürftigkeit eingetreten ist, darf eine systematische Psychotherapie einsetzen.

Gerade bei den beginnenden Schizophrenien ist aber oft die Abgrenzung gegenüber einer Neurose schwierig. Die diagnostische Unterscheidung von Neurose und Schizophrenie hat also an ihrer praktischen Bedeutung nichts eingebüßt. Sie ist durch die Psychotherapie eher noch wichtiger geworden. Schon aus diesem Grunde erscheint es nicht unbedenklich, die Schizophrenie als „Neurosenvariante" zu charakterisieren und so den Gegensatz zur Neurose zu verwischen. Die Betonung der grundsätzlichen Verschiedenheit sollte vielmehr bei jeder psychotherapeutischen Ausbildung betont und zugleich hervorgehoben werden, daß die Psychotherapie der Schizophrenie ausschließlich in die Hände des Psychiaters gehört.

Die Exacerbationen, die man durch eine aufdeckende Analyse in Gang setzen kann, sind oft außerordentlich heftig, und es kann einem passieren, daß man damit nicht fertig wird. Als ich bei einer Visite eine junge Patientin ahnungslos frug, wie es ihrer Mutter gehe, bekam ich einen Schlag ins Gesicht, und die Patientin geriet in einen sehr heftigen Erregungszustand. Sie warf sich auf den Boden, trat und spuckte und war nicht zu beruhigen.

Die psychotherapeutisch erfahrene Stationsärztin kam aber auf einen sehr glücklichen Gedanken. Sie ließ ein Bild holen, das die Patientin am Tage zuvor gemalt hatte. Es waren darauf 4 Bäume, 3 große im Vordergrund und 1 kleiner im Hintergrund. Die Kollegin zeigte der Patientin das Bild und sagte zu ihr: „Sie haben ja schon gesagt, daß sie hinter ihren 3 Schwestern zurückstehen müssen.

Der kleine Baum im Hintergrund sind doch wohl sie selbst, weil sie sich von der Mutter vernachlässigt fühlen."

Diese „Direkt-Analyse" traf offenbar ins Schwarze. Die Patientin war sofort ruhig und man konnte sich mit ihr sachlich unterhalten.

Das Beispiel zeigt die enorme Vulnerabilität der Schizophrenen, zugleich aber auch wie unter Umständen ein Erregungszustand behoben werden kann. Die Wirkung der Handlungsweise der Kollegin liegt wohl darin, daß es ihr gelungen ist, in die spezifische Ausdruckswelt der Kranken einzutreten. Dadurch, daß sie im Stande war, die Symbolsprache zu lesen, fühlte sich die Patientin verstanden und die aggressive Ablehnung war durchbrochen.

Wie wirksam eine solche Begegnung mit dem Kranken auf der Ebene seiner Symbolwelt sein kann, zeigt auch die folgende Beobachtung. Ein 33jähriger Schizophrener, von Beruf Gärtner, wurde nach einer längeren, erfolglosen Schockbehandlung in die Anstalt verlegt, in der ich damals tätig war. Hier scheiterte ein Versuch, ihn in der Arbeitstherapie einzusetzen an seiner aggressiven Haltung, sowohl den Pflegern wie auch den Mitpatienten gegenüber. Auch zu den Ärzten verhielt er sich abweisend.

In einer Ecke des Wachsaals, in der sein Bett stand, hatte er eine Art Altärchen gebaut: Eine Postkarte mit einem roten Herz hatte er mit Blumen geschmückt. Bei einer Visite sagte ich ihm, er stünde vor seinem offenbar zu weichen Herzen, wie ein Hund vor seiner Hütte. An dieses Herz dürfe wohl keiner herankommen. Der Patient horchte auf, aber mehr geschah zunächst nicht.

An einem der nächsten Tage fiel mir aber auf, daß der Kranke ein rotes Bändchen im Knopfloch hatte. Auf die Frage, was das bedeute, erklärte er, das sei sein Gefrierfleischorden. So nannte man bekanntlich die Auszeichnung für den Kriegswinter 1941/1942. Ich nahm jedoch die Erklärung gleichnishaft, denn Symbole der Kälte und der Erstarrung finden wir nicht selten bei der Schizophrenie als Hinweis auf ihre Kontaktstörung. So stellte ich die Frage: „Sind Sie Gefrierfleisch?" Der Patient antwortete: „Ja, aber Gefrierfleisch ist etwas Gutes." „Nun", meinte ich dagegen, „vielleicht für den, der es ißt, aber nicht für das Schwein, das gefroren ist. Was treiben Sie eigentlich den ganzen Tag?" „Ich denke", erklärt der Patient. „Denken tue ich auch von Zeit zu Zeit, aber meist erst abends ab 10 Uhr. Bis dahin habe ich praktisch zu arbeiten", gab ich ihm zur Antwort. „Ich möchte", entgegnete der Patient, „ja auch arbeiten, aber man läßt mich ja nicht". Auf die Frage, was er eigentlich arbeiten wolle, kam die überraschende Antwort, er möchte einen Baum pflanzen, „einen Apfelbaum, aber einen wilden". Er hätte im Gelände schon einen gefunden.

Das wurde ihm natürlich gestattet, aber statt einer kleinen Grube, machte er ein riesiges Loch. Auf die Frage des Pflegers, was das denn werden sollte, sagte der Patient: „Ein Grab, 4 × 4 Meter."

Als ich ihn bei der nächsten Visite frug, warum er denn für sein Bäumchen ein Grab grabe, wurde er verlegen. Er habe nichts von einem Grab gesagt. Ich verstünde eben nichts von der Gärtnerei. Die Wurzeln der Apfelbäume wüchsen in die Breite, die der Birnbäume in die Tiefe. Deshalb muß man für Apfelbäume ein größeres Loch graben. Ich ging darüber hinweg und sagte: „Sie brauchen sich wegen der Geschichte mit dem Grab nicht zu genieren, ich finde das gar nicht unsinnig, ich kann mir da schon was denken." „Ja", antwortete der Patient,

„Adam und Eva". Diese Verbindung von Liebe und Grab ist uns aus der Traumanalyse vertraut. In seiner 1814 erschienenen Symbolik des Traumes schreibt der Münchner Medizinprofessor v. SCHUBERT: „Tod, Hochzeit, Hochzeit und Tod liegen sich in der Ideenassoziation der Natur so nahe wie in der des Traumes, eins scheint das andere zu bedeuten, eins das andere herbeizuführen oder vorauszusetzen ... Phosphorus ist Abend- und Morgenstern, Fackel der Hochzeit und des Todes ... " (*18*).

Ebenso vertraut ist uns aus Traum und Mythos die Vier als ein Symbol des Weiblichen.

Aber als das Loch gegraben war, wurde das kleine Bäumchen doch nicht gepflanzt. Erst nach einiger Zeit erklärte der Patient, daß dies an seinem Geburtstag geschehen müsse, und da geschah es dann auch, wohl wirklich als Gleichnis einer Neugeburt.

Eine Art Neugeburt schien sich in der Tat ereignet zu haben. Der Patient wurde umgänglich, arbeitete fleißig in der Arbeitstherapie und abends nach der Arbeit kam er oft zu mir nach Hause, um hier eine Zigarette zu rauchen und sich Bücher auszuleihen. Die Entlassung konnte in Aussicht genommen werden. Aber wenige Tage vor dem Entlassungstermin kam er aufgeregt zu mir, beschimpfte mich, er wolle nichts mehr mit mir zu tun haben, und die Sache mit Adam und Eva — über die wir nie wieder gesprochen hatten — sei völliger Blödsinn. Dann verschwand er wieder, allerdings nicht ohne die angebotene Zigarette mitzunehmen.

Am anderen Tag, als ich auf die Station kam, stand er hinter der Tür und schien auf mich zu warten. Ich übersah ihn absichtlich. Als er mich anrief, sagte ich: „Was wollen Sie, wir haben doch Streit miteinander." „Man kann nicht immer Streit haben", meinte der Patient, und der Frieden war wieder hergestellt. Es handelte sich nicht, wie ich fürchtete, um einen Rückfall, sondern um eine flüchtige Entlassungskrise. Der geplante Entlassungstermin konnte eingehalten werden.

Dieses kleine Beispiel soll zeigen, wie die Psychotherapie auch in die Klinik- und Anstaltsbehandlung eingebaut werden kann, wo die zeitlichen Voraussetzungen für eine lange analytische Behandlung fehlen. Daß auch eine solche „kleine-Psychotherapie" eine Beherrschung der Symbolsprache, d. h. eine Erfahrung in der Neurosebehandlung voraussetzt, ist dabei wohl deutlich geworden.

Die zweite große Gruppe endogener Psychosen sind die Cyclothymien, der manisch-depressive Formenkreis. Im Gegensatz zur Schizophrenie gelingt es uns sehr viel leichter, mit diesen Kranken in Kontakt zu kommen. Ihr Verhalten zeigt nicht die Befremdlichkeit der schizophrenen Manieren und Verschrobenheiten, und die Inhalte ihrer Klagen sind uns unmittelbar einfühlbar. Trotzdem sind die psychotherapeutischen Möglichkeiten hier ungleich begrenzter als bei der Schizophrenie.

Das entspricht den klinischen Erfahrungen, daß die Cyclothymie im Gegensatz zur Schizophrenie nur eine geringe situative Beeinflußbarkeit durch Milieuänderungen, personale Zuwendungen u. dgl. zeigt.

Eine aufdeckende psychoanalytische Behandlung ist hier schon dadurch kontraindiziert, daß die Freilegung von Konflikten und Schuldverstrickungen der depressiven Gestimmtheit entgegenkommt und die Suicidgefahr steigert.

Die psychische Betreuung muß sich hier auf eine verständige und geduldige Anteilnahme und vor allem auf eine behutsame Arbeitstherapie beschränken, also auf Maßnahmen, die geeignet sind, das Leid der Krankheit und das Gefühl der Hoffnungslosigkeit zu lindern.

Das klassische Bild der endogenen Depressionen mit den monotonen Selbstvorwürfen, Verschuldungsideen, Suicidgedanken, der Schlaflosigkeit und Obstipation ist auch dem prakt. Arzt vertraut, und die Notwendigkeit einer psychiatrischen Behandlung ist ihm geläufig.

Aber ein großer Teil der Cyclothymien zeigt nicht dieses klassische Bild. Bei den hypochondrischen Formen der Depression treten die depressiven Inhalte ganz in den Hintergrund; statt dessen klagen die Patienten über zahlreiche körperliche Beschwerden, über Kopfschmerzen, neuralgiforme Schmerzattacken, Beschwerden in der Herz- und Magengegend, Genitalbeschwerden u. dgl. Diese Klagen geben dann oft Anlaß zu langen und erfolglosen somatischen Behandlungen. Wenn es sich dann zeigt, daß die somatische Behandlung versagt, und die Klagen organisch nicht erklärt werden können, liegt es nahe, eine Neurose anzunehmen, und die Kranken zu einer psychotherapeutischen Behandlung zu überweisen. Wird auch dort die Art der Erkrankung von einem psychiatrisch nicht geschulten Therapeuten verkannt, so geht nicht nur viel wertvolle Zeit verloren, sondern die unangemessene Behandlung bedeutet auch eine zusätzliche Belastung und eine nicht unerhebliche Gefahr. Vor allem die involutiven Depressionen weichen oft sehr stark von der sog. klassischen Form der Cyclothymie ab. Aber auch die übrigen Depressionsformen scheinen eine zunehmende Tendenz zu solchen larvierten Verlaufsformen zu zeigen (*19*).

C. A. H. Watis (*20*) hat aus der Sicht des Allgemeinpraktikers darauf hingewiesen, daß von den endogenen Depressionen wohl nicht mehr als ein Viertel in die Sprechstunde des Psychiaters gelangt und $3/4$ in die Hand des Allgemeinpraktikers und dort meist nicht erkannt werden.

Dabei darf man sagen, daß vor allem die Elektroschockbehandlung, die durch neuere Modifikationen viel von ihren Schrecken verloren hat, oft schon nach kurzer Zeit zu einem Erfolg führt.

Im Bereich der endogenen Depressionen hat psychologische und psychotherapeutische Betrachtungsweise zu keiner wesentlichen Korrektur der bisherigen Auffassungen geführt. Wohl aber ließen sich Gruppen abspalten, die symptomatologisch den endogenen Depressionen nahestehen, aber diagnostisch gegen sie abgegrenzt werden müssen. Hier sind vor allem die von Bürger-Prinz beschriebenen Entwurzelungsdepressionen zu nennen.

Die Erfahrungen der Nachkriegsjahre haben gezeigt, daß der Verlust des gewohnten, angestammten Lebensraumes zu schweren depressiven Reaktionen führen kann. Wir beobachten diese Formen natürlich besonders bei Flüchtlingen. Aber auch der Lebensraum der Menschen, die nicht vom Flüchtlingsschicksal betroffen wurden, ist brüchig geworden. Die Heimat ist für die meisten Menschen keine traditionsgründende Seinsmacht mehr. Die hastige Art der neuzeitlichen Leistungsforderungen, die zerstreuende Vielfalt der Ablenkungen lassen feste Beziehungen, echte personale Bindungen kaum mehr entstehen. Wo das Tempo dieses Betriebes ins Stocken gerät, fällt der Mensch ins Leere.

Der Internist H. PLÜGGE (*21*) hat bei 50 Suicidpatienten, die innerhalb von 2 Jahren bei ihm eingeliefert wurden und von denen 80% noch nicht über 45 Jahre alt waren, festgestellt, daß der eigentliche Grund zu diesen Kurzschlußreaktionen in einem „Defizit an Bezügen" zu suchen ist.

Die Entwurzelungsdepressionen stellen uns psychopathologisch und therapeutisch vor Aufgaben, denen wir mit den Mitteln der psychoanalytischen Neurosenlehre nicht gerecht werden. Die Frage nach der Daseinsordnung, den existentiellen Problemen des Werdens, der Selbstverwirklichung, wie sie BINSWANGER, v. GEBSATTEL, E. STRAUSS zum Gegenstand ihrer Untersuchung gemacht haben, erscheinen hier adäquatere Verstehensmöglichkeiten zu eröffnen. Wieweit die Erfahrungen zu einer Korrektur der Neurosentherapie führen werden und wieweit die fortschreitende Daseinsentwurzelung die Struktur der Neurosen selbst verwandelt, läßt sich noch nicht übersehen.

Im Bereich der depressiven Krankheitsbilder zeigt sich, daß die Psychotherapie hier praktisch in dem Maß an Bedeutung gewinnt, als wir uns von dem klassischen Syndrom der endogenen Cyclothymie entfernen. So bedeutsam hier die neu erworbenen Einsichten und Erfahrungen auch sind, so hat sich doch an der traditionellen Interpretation der endogenen Depression nichts Grundsätzliches geändert. Ein der Schizophreniedeutung vergleichbarer Wandel hat sich hier nicht vollzogen. Eine solche tiefgreifende Wandlung hat jedoch noch ein anderer Zweig der Psychiatrie erfahren: die *Kinderpsychiatrie.* Eine einseitig somatisch orientierte Psychiatrie konnte naturgemäß den kindlichen Lebens- und Reifungskonflikten nicht voll gerecht werden. Von der psychiatrischen Psychopathologie her boten sich nur wenig konkrete Ansatzpunkte für ein echtes Verständnis der kindlichen Seele. Man denke nur an den unglücklichen Verlegenheitsbegriff der Psychopathie, der sich in der Psychiatrie schon schlecht bewährt hat, und in der Kinderpsychiatrie jede echte Einsichtsmöglichkeit verstellte.

So wurde denn auch die Kinderpsychiatrie nicht allgemein bei den Psychiatrischen Kliniken gepflegt, und wo das geschah, und wo es gut geschah, war das nur möglich, wenn der Kliniker den Mut fand, den Rahmen der psychiatrischen Denkweise zu sprengen. So ist es auch uns Psychiatern nicht unverständlich, wenn die kinderpsychiatrische Begutachtung und Behandlung nicht überall in einem guten Ruf stand und dem Mißtrauen vieler Erzieher und Richter begegnete.

Hier hat die Einführung der psychotherapeutischen Denkweise einen grundsätzlichen Wandel geschaffen. Die Psychotherapie ist jetzt unbestritten das tragende Fundament der Kinderpsychiatrie. Dabei hat sich gezeigt, daß die somatischen Befunde, vor allem die recht häufigen frühkindlichen Hirnschädigungen, die wir encephalographisch objektivieren können, im Rahmen einer solchen Betrachtungsweise eine durchaus neue Bedeutung gewonnen haben. Wir meinen, von den schweren Grenzfällen abgesehen, nicht mehr, daß wir die psychischen Störungen und Reifungskrisen durch diese somatischen Befunde erklären können. Aber es zeigt sich, daß die von der psychologischen Seite her weitgehend verständlichen Krisen durch diese organischen Befunde in der Form und Intensität entscheidend mitbestimmt werden. Insofern spielen sie in der Therapie und in der prognostischen Beurteilung eine sehr bedeutsame Rolle. Die psychophysische Betrachtungsweise hat sich außerdem in einer nicht weniger entscheidenden

Weise, vor allem auch bei den zahlreichen Störungen der Nahrungsaufnahme, den Funktionsstörungen der Blase u. dgl. bewährt.

Die Einführung der Psychologie in die Medizin hat zu einem umfassenderen Krankheitsverständnis geführt. Sie hat außerdem eine neue Beziehung zwischen den Fachdisziplinen geschaffen. Daß dies in einem Augenblick geschah, in dem die Spezialisierung die Einheit der medizinischen Wissenschaft bedroht, ist gewiß kein Zufall.

Wir haben freilich nur an wenigen Stellen zeigen können, in welchem Maß die neue Auffassung vom Wesen der Krankheit wissenschaftstheoretisch und praktisch zu einer Annäherung von Psychiatrie und Innerer Medizin geführt hat. Zahllose gemeinsame Fragen wären hier noch zu klären und viele wichtige Brücken sind hier schon geschlagen worden. Ich bin überzeugt, daß auch das schöne Landhaus Umkirch eine solche Brücke sein wird.

Literatur

1. Jaspers, K.: Allgemeine Psychopathologie. 5. Aufl. 1948, S. 674—5.
2. Schneider, K.: Psychiatrie heute. 1952, S. 12.
3. Hönigswald, R.: Grundlagen der Denkpsychologie 1925.
4. Häberlin, P.: Der Mensch. Eine philosophische Anthropologie. 1941.
5. Freud, S.: Gesammelte Werke. London 1948.
6. Weizsäcker, V. v.: Körpergeschehen und Neurose. 1947, S. 6.
7. Schultz-Hencke, H.: Das Problem der Schizophrenie. 1952.
8. Stierlin, H.: Somatische und psychotherapeutische Aspekte. Psyche 11, 885 (1957/58).
9. Weizsäcker, V. v.: Natur und Geist. 1954, S. 150/1.
10. Uexküll, J. v.: Streifzüge durch die Umwelt von Tieren und Menschen. Bedeutungslehre. rdo S. 122.
11. Büchner, F.: Vom geistigen Standort der modernen Medizin 1957, S. 35.
12. Zit. nach F. Büchner: Das Problem der Form in der Pathologie. 1941, S. 21.
13. Büchner, F.: Vom geistigen Standort der modernen Medizin. 1957, S. 40.
14. Spitz, R.: Über psychosomatische Epidemien des Kindesalters und vorbeugende Psychiatrie. Psyche 4, 17 (1950/51).
15. Nitschke, A.: Das Bild der Heimwehreaktion beim jungen Kind. Dtsch. med. Wschr. 1955, 1901.
16. Weizsäcker, V. v.: Diesseits und Jenseits der Medizin. 1950, 135.
17. Pathosophie. 1956, S. 182.
18. Schubert, G. H. v.: Die Symbolik des Traumes. Weimar, S. 26.
19. Berner, P., u. H. Hoff: Die Therapie der endogenen Depressionen. Ärztl. Mitt. 1958, 343.
20. Watis, C. A. H.: The mild endogenous depression. Brit. med. J. 1957, No. 5009 4—6.
21. Plügge, H.: Der suicidale Kranke. Psyche 5, 433 (1951/2).

Klinische Psychotherapie innerer Krankheiten*

I. Wissenschaftliche Grundlagen

Von

H. ENKE (Freiburg i. Br.)[1]

Einführung

Die Referate zum Leitthema stellen keine in sich geschlossenen Abhandlungen dar; sie wollen und sollen vielmehr als ein zusammenhängender Bericht der Mitarbeiter der neuen psychotherapeutischen Abteilung verstanden sein.

In der Regel werden dem Psychotherapeuten drei Fragen gestellt. Er wird erstens gefragt nach der Theorie, die er anerkennt, zweitens nach der Schule, der er sich verpflichtet fühlt und drittens nach den therapeutischen Methoden, die er anwendet. — Wir wollen nicht zögern, sogleich zu diesen Fragen Stellung zu nehmen:

Das Forschungsprogramm unserer Abteilung erstreckt sich in erster Linie auf Materialsammlung und Probleme der objektivierenden Dokumentation in der klinischen Psychotherapie. Es ist beabsichtigt, alles, was der leib-seelisch Kranke zeigt, zu erfassen: Seine Konstitution, die Symptomatik, die Biographie, die Heredität, das Verhalten im Alltag und in Grenzsituationen, die Träume und die Gestaltungen. Es geht also zunächst um eine möglichst umfassende und klare *Erfahrungs-Sammlung.*

VIKTOR VON WEIZSAECKER hat auf die Feststellung Wert gelegt, daß auch in der positiven Naturwissenschaft die Theorie *vor* der Erfahrung steht. Vor dem Experiment steht die Fragestellung als Bestandteil eines theoretischen Entwurfs, der *Arbeitshypothese.* Die Arbeitshypothese ist durch die Erfahrung jederzeit korrigierbar. Dadurch unterscheidet sie sich von der schließlichen, empirisch zu begründenden Theorie. — In der Tat ist es kein Privileg der Psychotherapeuten, Arbeitshypothese und Theorie zu verwechseln, denn das Subjektive *aller* biologischen Experimente liegt gerade in dieser Verwechslung: Das Experiment muß die Hypothese (als Theorie) bestätigen. — Doch sei zugegeben, daß der Psychotherapeut in dieser Hinsicht gefährdeter ist: Er hat als Subjekt Umgang mit Subjektivem. *Unsere* Arbeitshypothese besteht in der Überzeugung, auch in der klinischen Psychotherapie seien *objektive* Tatbestände aufzufinden und darstellbar. —Mehr können wir auf die Frage nach unserer Theorie heute nicht antworten.

---

* Aus der Medizinischen Universitäts-Klinik Freiburg i. Br. (Direktor: Prof. Dr. Dr. h. c. L. HEILMEYER) Abteilung für klinische Psychotherapie innerer Krankheiten (Leitg.: Doz. Dr. G. CLAUSER).

[1] Dr. H. ENKE, Abt. für klinische Psychotherapie, Landhaus Umkirch bei Freiburg i. Br.

Konsequenterweise sind wir zur Unvoreingenommenheit gegenüber den „Schulen“ verpflichtet. In einer ‚freien‘ therapeutischen Erfahrung wird jeder das Selbstverständliche immer wieder erleben: Der Unvoreingenommene kann von jeder Schule lernen. Etwas, was vielleicht Allgemeingültigkeit für sich beansprucht hatte, bewährt sich in der Praxis irgendwo, in einem ganz bestimmten, mehr oder weniger eng umgrenzten Bereich. Für den Kliniker ist die *Brauchbarkeit* der Erkenntnisse der Schule das entscheidende Kriterium. Man ist *Pragmatiker*, und es ist müßig, das ableugnen zu wollen. Für diese Haltung, welche die Brauchbarkeit zum Maßstab hat, ist das Referat unseres Mitarbeiters KRAUSE über die postpuberalen chronischen Obstipationen kennzeichnend. Als von der Klinik kommende Internisten standen wir den psychoanalytischen und anthropologisch-medizinischen Lehren von der Organsprache, der symbolhaft darstellenden Aufgabe krankhaften Körpergeschehens mit einer gewissen vorgefaßten Skepsis gegenüber. Das änderte sich schlagartig, als wir den therapeutischen Effekt eines „symptom-analytischen Gesprächs“ bei der chronischen Obstipation immer wieder erlebten. Wir erfuhren, daß an einem bestimmten Punkt die scheinbar spekulativen Gedankengänge der anthropologischen Medizin unmittelbar in die Praxis übertragbar waren. Es wurde nichts Neues entdeckt: Die Phänomenologie der Verdauung hat ihre besondere Tradition in der Psychoanalyse, in den alten Begriffen der Oralität und Analität, der kaptativen und retentiven Tendenzen (*27*). Es wurde nichts entdeckt, sondern eine therapeutische Anwendbarkeit demonstriert.

Das Vorgehen des Materialsammlers muß *mehrdimensional* (KRETSCHMER) sein. Das gilt auch für die therapeutischen Methoden, über die das folgende Referat von CLAUSER im einzelnen berichten wird. Allgemein kann gesagt werden, daß sich die aktiv-klinische Psychotherapie um eine rationelle Kurztherapie bemüht. Die angewendeten therapeutischen Methoden werden darum von Fall zu Fall wechseln. Die Wahl der Methode richtet sich *erstens* nach der internistischen Diagnose, zweitens nach der psychopathologischen Diagnose und *drittens* nach der psychologisch-charakterologischen Persönlichkeitsbeurteilung. Wir wissen beispielsweise auf Grund der Experimente mit Leerpräparaten (Placebos), daß Schmerzzustände, Kinetosen und Einschlafstörungen Suggestivbeeinflussungen gut zugänglich sind, während sich chronische Obstipationen dadurch nur schlecht beeinflussen lassen. — Es ist bekannt, daß Organfunktionsstörungen und psychosomatische Krankheiten im Sinne BÜCHNERs mit sehr verschiedenen psychologischen und psychopathologischen Zustandsbildern gekoppelt sein können. Sie sind bei Psychosen beschrieben: Es sei an die Vielzahl der endokrinen Störungen, die febrilen Episoden bei Schizophrenien und die tödlichen Katatonien erinnert. Für die Belange der Praxis sind die funktionellen Herz-Kreislaufstörungen am bedeutsamsten, hinter denen sich endogene Depressionen verbergen. Sie sind für den praktischen Arzt nicht immer leicht erkennbar: Der sich seiner Schuldgefühle, seiner Angst und seines Weinens schämende Patient offeriert in der Sprechstunde nur seine Herzbeschwerden. — So ist die psychopathologische Differentialdiagnostik für den internistischen Psychotherapeuten auch deshalb unerläßlich, daß er die Krankheiten ausscheiden kann, die wie die Psychosen unbedingt einer *fachpsychiatrischen* Behandlung bedürfen und bei denen eine primäre Psychotherapie nicht indiziert ist. Er muß darüber hinaus in seinem eigenen Krankengut unterscheiden können, ob sich die Organfunktionsstörung in Zusammenhang mit einer kernhaften Persönlichkeitsneurose, auf dem Boden eines psychophysischen Überforderungssyndroms oder einer reinen Situationsneurose entwickelt hat. Zum Beispiel ist es sinnlos, bei einer Funktionsstörung, die in einfachem Zusammenhang mit einer einmaligen dramatisch zugespitzten Lebenssituation steht, eine Psychoanalyse zu veranstalten. Das wäre einer chirurgischen Operation vergleichbar, die nur deshalb vorgenommen wird, weil der Patient zufällig in einer chirurgischen Klinik liegt. Demgegenüber wird man sich bei kernhaften Persönlichkeitsneurosen eher zu einer analytischen Therapie entschließen, während beim Überforderungssydrom Trainingsmaßnahmen und psychagogische Hilfen in den Vordergrund des Therapieplans rücken.

Damit wären die drei Eingangsfragen vorläufig beantwortet, gleichzeitig ist das Grundlagenreferat ein wenig zu weit in die klinische Praxis vorgestoßen. Dafür lassen sich zwei Entschuldigungen anführen: Erstens gibt es für den klinischen Psychotherapeuten nur in zweiter Linie Laboratorien; sein Hauptlaboratorium ist die Klinik selbst. Zweitens ist die Grundlagenerörterung keine dankbare Aufgabe, denn sie ist notgedrungen erkenntnistheoretisch. Der philosophierende Mediziner steht bei seinen Kollegen selten hoch im Kurs. In der ‚feierlichen Polemik‘ seiner Gedenkrede sagt THOMAS MANN über FREUD: „Er achtet nämlich die Philosophie nicht sonderlich hoch. Der Exaktheits-Sinn des Naturwissenschaftlers gestattet ihm kaum, eine Wissenschaft in ihr zu sehen.“

Von KARL JASPERS stammt die Feststellung, daß jeder Psychopathologe unausweichlich auch Methodologe sein muß. Solange man sich mit rein körperlichen Vorgängen befaßt, kann man sich einfacher methodischer Formeln bedienen, ohne im Einzelfall genötigt zu sein, des längeren darüber nachzudenken. Sobald aber dieser begrenzte Bereich überschritten wird, erzwingen die methodischen Schwierigkeiten das kritische Bewußtsein. — Es ist aber nicht richtig, Methodologie bzw. Erkenntnistheorie mit ‚Philosophie‘ gleichzusetzen. Zwar hat die nachkantische Philosophie die scharfe kritische Trennung in Erkenntniskritik einerseits und Metaphysik andererseits mehr oder weniger aufgegeben, doch scheinen gerade die Überlegungen der Kliniker, z. B. diejenigen MARTINIs (trotz der Ontologien) zunächst zu KANT selbst zurückzuführen.

Zum Leib-Seele-Problem

Es gibt kaum ein medizinisches Lehrbuch mehr, in dessen Einleitung nicht sehr betont würde, der Mensch sei ein ganzheitliches Wesen. Der Arzt müsse deshalb ganzheitlich denken. Das liest man in der *Einleitung*, im eigentlichen *Inhalt* des Buches finden sich dann Darstellungen der endokrinen und vegetativen Systeme und der *psychophysischen Wechselwirkungen*. Die Krankheiten sind in vorwiegend somatische und vorwiegend psychogene eingeteilt. — Auf die *Proklamation* der Ganzheit, des psychophysischen Monismus folgt die *Durchführung* im Dualismus. Das *Wort* „Ganzheit“ scheint dem *Begriff* vorauszueilen. Es dient in Medizin und Psychologie ebenso zur Bezeichnung schwerwiegender Bemühungen wie als Überschrift für opportune Modebewegungen. Auch fehlt es nie im begrenzten Sprachschatz sog. Wunderheiler.

Niemand zweifelt, daß der Mensch eine psychophysische Ganzheit ist. Aber: Ist die Ganzheit auch erkennbar, ist sie wissenschaftlich darstellbar?

Die Medizin ist eine positiv-ableitende, sich hart an der Erfahrung, dem Erkennbaren haltende Wissenschaft. Sie ist gleichermaßen eine „bionome Wissenschaft" (J. H. SCHULTZ). Das Gegenteil der von der Erfahrung positiv-ableitenden Wissenschaft ist die theoretisch-konstruktive. Eine theoretisch-konstruktive Medizin ist undenkbar. Dort, wo in Personalunion positiv-ableitende und theoretisch-konstruktive Medizin auftauchte, entstand immer eine unüberbrückbare Kluft. Das gilt für den „janusköpfigen" Paracelsus (BÜCHNER) und für CARL GUSTAV CARUS als Frauenarzt einerseits und romantischen Anthropologen andererseits. Und es gilt auch für alle scheinbar neuen Unternehmungen, die Medizin anthropologisch oder ontologisch zu begründen. So hat MEDARD BOSS versucht, der Medizin die *Heideggersche* Fundamentalontologie zugrunde zu legen. Dabei *sind* keine schlüssigen Beziehungen zwischen Boss' metaphysisch-ontologischen Erörterungen und seinen glänzend plastischen Fallschilderungen aufzufinden.

Besonders faszinierend ist der Entwurf VIKTOR VON WEIZSÄCKERs Tatsächlich enthält er eine Fülle von Anregungen für die Praxis, die sich die klinische Psychotherapie immer zunutze macht. Doch kommt es in diesem Zusammenhang nicht auf die zahlreichen vortrefflichen Einzelanregungen an, sondern auf den Entwurf im Ganzen. Dieser ist zunächst gewiß *nicht* theoretisch-konstruktiv oder „spekulativ" angelegt. Er ist sogar ausgesprochen empirisch gemeint und trotzdem ist er schließlich doch nicht mit der medizinischen Praxis in Deckung zu bringen. v. WEIZSÄCKER hat bekanntlich versucht, im ausdrücklichen Subjektivismus den Dualismus zu überwinden. In seiner Pathosophie ist das zur letzten Konsequenz geführt: Es kommt zur Antilogik, zur pathischen, nicht logischen Kategorialität der Leidenschaften. Mit diesem absoluten Bekenntnis zum Subjektiven mußte sich v. WEIZSÄCKER isolieren: Es ist nicht in die Logik unseres Denkens und kaum in die Grammatik unserer Sprache übersetzbar. Infolgedessen entstand keine *brauchbare* Konzeption des Monismus.

Es wird immer wieder versucht, den Dualismus durch ein Bild, ein Gleichnis zu überspielen. Klinik und Physiologie bevorzugen das Symbol der Geschlossenheit im Bild des Kreises: Psychosomatischer Wirkzirkel (KRETSCHMER), Funktionskreise (HOFF). Einige Psychoanalytiker greifen zu der Hilfsvorstellung der zeitlichen Koinzidenz: Gleichzeitigkeitskorrelat (SCHULTZ-HENCKE), psychosomatisches Simultangeschehen (MITSCHERLICH). Im Hinblick auf die Ausdruckspsychologie sei an das *Klagessche* Gleichnis erinnert: „Die Seele ist der Sinn des Leibes, der Leib das Bild der Seele" oder an das sehr eindringliche Bild von LERSCH, des „coexistentiellen Zusammenhangs" der beiden Magnetpole.

Allein der Gebrauch von Bildern und Hilfsvorstellungen — so wäre mit KANT zu argumentieren — beweist die Ungegenständlichkeit des psychophysischen Monismus.

Weiterhin ist weder vom Hypnotismus, noch von der Psychoanalyse, noch von der Ausdruckspsychologie der Dualismus wissenschaftlich überwunden worden. Freilich kommt diesen Disziplinen das große Verdienst zu, die psychophysisischen Wechselwirkungen aus ihrer Einengung auf das Reiz-Reaktions-Schema herausgeführt zu haben. Davon wird später die Rede sein.

Nach allem hat es den Anschein, als behalte JASPERS recht: „Der Mensch als Ganzes wird nie Gegenstand wissenschaftlicher Erkenntnis." Von ganz anderer Warte aus hat MAX HARTMANN ähnliches postuliert: Zwischen Psychischem und Physischem klaffe ein „Hiatus irrationalis", der eine beiderseitige, unübersteigbare Problemscheide, aber keine seiende Realität darstelle.

Ein weiterer Ansatz, der eine Lösung des Leib-Seele-Problems versprechen könnte, wurde durch MARTINI aktualisiert. Er wendet sich einer Grundfrage der Medizin überhaupt zu. Die Medizin sei einerseits Wissenschaft, Naturwissenschaft, andererseits aber „mehr als Wissenschaft": Heilkunst, wirklich Kunst. Gemeint ist der Aspektwechsel, den der Arzt erlebt, wenn er das Laboratorium verläßt und zum Krankenbett kommt. In dieser Zweiheit der Medizin steht auf seiten der Wissenschaftlichkeit die Erkenntnis, auf seiten der Kunst das Erlebnis. Für das Leib-Seele-Problem ergäbe sich folgende Perspektive: Die wissenschaftliche Erkenntnis bleibt streng dualistisch, das ärztliche Erlebnis ist immer monistisch. In der Arzt-Patient-Begegnung erleben und begegnen sich zwei ganze Menschen. Die Ganzheit ist da. Sie ist erlebbar, fühlbar, subjektiv. Wieder ist es der Psychotherapeut, der das besonders deutlich empfindet. SIGMUND FREUD schreibt: „Ich bin nicht immer Psychotherapeut gewesen, sondern bin bei Lokaldiagnosen und Elektrodiagnostik erzogen worden ... und es berührt mich selbst noch eigentümlich, daß die Krankengeschichten, die ich schreibe, wie Novellen zu lesen sind und daß sie sozusagen des ernsten Gepräges der Wissenschaftlichkeit entbehren. Ich muß mich damit trösten, daß für dieses Ergebnis die Natur des Gegenstandes offenbar eher verantwortlich zu machen ist als meine Vorliebe. Lokaldiagnostik und elektrische Reaktionen kommen beim Studium der Hysterie eben nicht zur Geltung, während eine eingehende Darstellung ..., wie man sie vom Dichter zu erhalten gewohnt ist, mir gestattet, ... doch eine Art von Einsicht in den Vorgang der Hysterie zu gewinnen."

In der Tat gehört es zu den spezifischen Aufgaben des Psychotherapeuten, das Ganzheitserleben in der Begegnungssituation nicht nur ganz ausdrücklich wahr zu haben, sondern es darüber hinaus darzustellen und mitzuteilen. Aus diesem Grund ist es unerläßlich, daß die Kasuistik in der Psychotherapie einen so ungewöhnlich breiten Raum einnimmt. Es ist kein Zufall, daß Psychotherapiekongresse, Kongresse von „Geschichtenerzählern" sind. Die Ganzheit des Menschen ist kein Erkenntnisgegenstand. Ihr Erleben zu schildern, erfordert höchste Anschaulichkeit. Der Psychotherapeut wird bei der Erfüllung dieser Aufgabe immer in Kauf nehmen müssen, von Kollegen als Novellist oder als Belletrist belächelt zu werden.

Nun ist eines bei der Entgegensetzung von medizinischer Wissenschaft und Heil*kunst* offensichtlich: Ganz im kantischen Sinne wird der Vernunft die Urteilskraft gegenübergestellt, das Denken dem Fühlen. Der Monismus wird in den Bereich der Urteilskraft, und zwar eigentümlicherweise sogar der *ästhetischen Urteilskraft* verwiesen. Das Teleologie-Problem wird kaum tangiert. An dieser Zuordnung ist viel Wahres. Bedeutende Ärzte, Chirurgen, werden ,Magier ihres Faches' genannt. Ärztliches Können ist weithin etwas Irrationales, Subjektives.

In diesem Ansatz würde also dem psychophysischen Monismus ein ganz bestimmter erkenntnistheoretischer Platz zukommen. Aber gleichzeitig ist an Stelle des faktischen psychophysischen Dualismus ein noch schärferer, die Gesamtmedizin teilender, erkenntnistheoretischer Dualismus getreten. Würde man diesen Dualismus mit aller Konsequenz weiterführen, so würde eine Folgerung unausweichlich: Diagnose und Therapieplan enthalten ein *subjektives Werturteil*.

Indessen handelt es sich bei der Diagnose erkenntnismäßig durchaus nicht um ein *Wert*urteil, sondern vielmehr um ein *Norm*urteil, das von der Normvorstellung der Gesundheit ausgeht. Es bleibt die Frage, ob dieses Urteil subjektiv oder objektiv ist. Objektiv sind Registratur der klinischen Symptome und Aufzeichnung quantitativer Untersuchungs- und Laborbefunde. Objektiv ist also zunächst die Analyse. Die Diagnose besteht in einer Integration — nicht in der Summierung! — der Einzeldaten. Aus den Symptomen wird das Syndrom. Es handelt sich dabei also um eine Synthese, die als echter Erkenntnisakt nicht mehr rein objektiv sein kann. Die Diagnose führt zu einer (auch psychophysischen) Ganzheit, nämlich zur Ganzheit des Krankheitsbildes. Im diagnostischen Erkenntnisakt erscheint also der Monismus. Allein der Vorgang der Diagnose enthält verschiedene Urteilsformen: Objektiv-analytische Urteile und synthetische Normurteile. Die Frage: objektiv *oder* subjektiv war also falsch gestellt. Es ist vielmehr zu fragen, *wieviel* objektiv ist. Selbstverständlich ist das von Krankheitsbild zu Krankheitsbild verschieden. Zweifellos enthält beispielsweise die Diagnostik der zyklischen Infektionskrankheiten überwiegend objektiv-analytische Urteile, während in der Diagnostik im psychotherapeutischen Bereich die synthetischen Normurteile mehr Raum beanspruchen. Jedoch besteht kein Wesensunterschied: In jedem Fall enthält die Diagnostik alle erforderlichen Erkenntnisakte. Sie ist niemals vollständig objektiv und niemals vollständig subjektiv.

Es war zu zeigen, daß sich im realen ärztlichen Handeln der Dualismus Wissenschaft—Heilkunst wie von selbst auflöst. Dabei wird ein eigentümlicher Zwischenbereich zwischen Objektivität und Subjektivität erschlossen, in dem die psychophysische Ganzheit nicht nur im fühlenden Erleben, sondern auch im diagnostischen Vollzug erscheint.

Das ändert nichts daran, daß für die wissenschaftliche Forschung, dem objektiv-empirischen Pol der Medizin, der psychophysische Dualismus als Arbeitshypothese unter keinen Umständen fallen gelassen werden kann: „Alle Forschung unterscheidet, trennt. Das aber, woraus getrennt wird, ist in Wirklichkeit ein Ganzes. Im Erkennen des Besonderen steckt ein Fehler, wenn das Ganze vergessen wird. Dieses Ganze selber aber wird nur auf dem Weg über das Einzelne Gegenstand. Das Ganze selber bleibt Idee" (JASPERS).

Funktion und Bild, Struktur und Thema

Der arbeitshypothetische Leib-Seele-Dualismus ist die legitime Grundlage aller experimentellen, physiologischen und psychologischen *psychophysischen Korrelationsforschung*. Diese wird betrieben im Rahmen der klinischen Psychotherapie, der Konstitutionsforschung (KRETSCHMER), der psycho-physiologischen Experimente, der Psychoanalyse und der Ausdruckspsychologie. Aus den zahlreichen Befunden schält sich ein Tatbestand heraus, der verspricht, für die klinische Psychotherapie innerer Krankheiten von ganz besonderer Wichtigkeit zu werden. Es handelt sich um das Verhältnis von seelischer Funktion und intrapsychischem Bild, von Struktur und Thematik oder allgemeiner von Psychisch-Formalem und Psychisch-Inhaltlichem.

In der Klinik sind die Aspekte ‚formal' und ‚inhaltlich' bekanntlich für die *Beschreibung* des psychopathologischen Befundes unentbehrlich. Man ist gewohnt, etwa die Wahrnehmungsstörungen in formale (Sinnesüberempfindlichkeit,

Bewußtseinstrübungen) und inhaltliche (Sinnestäuschungen, Halluzinationen) einzuteilen. Das gleiche gilt beispielsweise auch für die Denkstörungen: Formale sind Hemmung, Ideenflucht, Zerfahrenheit, Haften usw., inhaltliche sind die zwangshaften, wahnhaften oder überwertigen Ideen. — Auch im allgemein-psychologischen Bereich zweifelt niemand an dem innigen Verwobensein von (formalem) Ablauf der seelischen Strukturdynamik einerseits und Inhaltlichem andererseits. Die (formalen) Zeichen der Freude sind undenkbar ohne (inhaltliches) Thema, ohne Motiv, ohne ein die Freude bestimmendes intrapsychisches Bild.

Das sind bekannte und eigentlich selbstverständliche Dinge, deren Konsequenzen für die psychophysischen Wechselbeziehungen der naturwissenschaftlichen Medizin jedoch zunächst sehr befremdend erschienen.

Die psycho-physiologischen Experimentatoren haben sich vorzugsweise der Hypnose bedient. In der Hypnose erreichten REINDELL, SCHILDGE u. a. EKG-Veränderungen, MARX Umstellungen im Wasserhaushalt, HEYER qualitative Änderungen der Magensaftsekretion. In jedem Fall muß der Hypnotiseur ein plastisches, anschauliches *Bild* geben. Dennoch war lange Zeit für die naturwissenschaftliche Medizin an derartigen Vorgängen nur folgendes akzeptabel: Das in der Hypnose gegebene Bild wird als auslösender *Reiz* aufgefaßt. Dieser gilt als zwar psychogener, jedoch psychisch-inhaltlich ganz unspezifischer Reiz, der einen physiologischen Ablauf in Gang setzt. — Diese Auffassung geht in vielem am Wesen des Hypnotismus vorbei. Sie läßt beispielsweise den Grundtatbestand der Realisierung von Bildern im posthypnotischen Auftrag außer acht. — Übrigens hat der Hypnotismus selbst eine mögliche Beziehung zwischen intrapsychischem Bild und körperlichem Symptom nie für besonders wichtig erachtet. Es ist in diesem Zusammenhang aufschlußreich, daß sich in der Hypnoseliteratur die Indikation zur Suggestivtherapie grundsätzlich nach der Persönlichkeitsbeurteilung und kaum je nach der Krankheit bzw. der Symptomatik richtet.

Eine unmittelbare Beziehung von Bild (als seelischem Trauma) und Körpergeschehen ist von FREUD zwar nicht entdeckt, doch unter dem Begriff der Konversionshysterie klar beschrieben worden. Dabei hat das Reiz-Reaktions-Schema offensichtlich keine Bedeutung. Wohl aus diesem Grund sah sich FREUD als Naturwissenschaftler seiner Zeit veranlaßt, den psychophysischen Vorgang bei der Konversionshysterie „rätselhaft“ zu finden. Das sich erschließende und heute für die Psychotherapie körperlicher Störungen praktisch-klinisch so bedeutsame Problem wurde von FREUD nicht weiter verfolgt. Die Gedankengänge v. WEIZSÄCKERs hielt er für „reichlich spekulativ“.

Im normalpsychologischen Bereich hat sich die psychologische Ausdruckskunde des Problems angenommen. So fragt KLAGES nach der körperlichen Verwirklichung des Antriebs*erlebnisses* und eben nicht nur des Antriebs. — Naturgemäß ist die Beziehung von seelischem Thema und Körpervorgang für die Psychotherapie innerer Krankheiten auch theoretisch von hohem Interesse. Das hat einen sehr einfachen Grund: Der psychiatrische Psychopathologe hat es mit einem faßbar krankhaften *psychischen* Zustandsbild zu tun. Körpervorgänge können ihm als begleitende Epiphänomene erscheinen. Demgegenüber hat der internistische Psychopathologe im Vordergrund des Zustandsbildes zunächst den krankhaften *physischen* Vorgang, das Symptom (Asthma, Magengeschwür usw.). Eine eindeutige *psycho*pathologische Symptomatik kann fehlen und sie fehlt tatsächlich sehr häufig. Der krankhafte Körpervorgang kann für ihn Schlüsselsymptom für die Gesamtkrankheit werden, auch dann, wenn im pathogenetischen Aufbau das Psychische den Vorrang haben sollte.

Unsere einfache Erklärung soll eine Wiederholung jener Verständigungsschwierigkeiten und Komplikationen verhindern, die entstanden, als sich die sog. „psycho-somatische Medizin" gern, schnell und vorschnell Gedanken der Ausdruckspsychologie zu eigen machte: Es gäbe neben der Gebärdensprache (Mimik und Gestik) im Bereich der Willkürmotorik eine „Organsprache" im Bereich der vegetativendokrinen Versorgungsgebiete. JASPERS, der zwischen beidem einen Wesensunterschied sieht, räumt immerhin ein, daß die Grenze der verstehbaren Ausdruckserscheinungen „nicht endgültig klar" sei. Er hält die Ausdrucksphänomene für den „einzigen erforschbaren Tatbestand der Koinzidenz von Leib und Seele".

In der Tat gibt es eine Reihe empirischer, gesicherter Tatbestände, die entschieden für das Bestehen einer unmittelbaren Beziehung: Bild (Thema) — Körpervorgang sprechen, auch wenn sie gegenwärtig für eine vollkommen schlüssige Beweisführung (noch) nicht ausreichen.

Erstens kann man die Mythen und Sprichworte als allgemeinen Erfahrungstatbestand werten. Sie haben bekanntlich Beziehungen von Liebe-Herz, Ärger-Galle, Ekel-Magen, Geiz-Verstopfung zum Inhalt. Das konnten wir *zweitens* experimentell erhärten[1]. Wir haben früher 752 Hörern der Freiburger Volkshochschule Fragebogen vorgelegt, die nach den Gesichtspunkten der psychologischen Fragebogentechnik ausgearbeitet waren. Auf diesen Fragebogen konnten die Versuchspersonen in freier Wahl Beziehungen zwischen bestimmten menschlichen Konfliktsituationen einerseits und bestimmten Körperkrankheiten andererseits herstellen. Im Rahmen dieser „kollektiven Organwertung" erhielten wir statistisch positive Korrelationen zwischen Liebe-Herz, Geborgenheitsverlust-Asthma bronchiale, Rastlosigkeit-Angina pectoris und Hypertonie, Neid-Gelbsucht, Ärger-Galle, Geiz-Verstopfung (7). *Drittens* wurden mit psychologisch-projektiven Testverfahren internistische Krankengruppen untersucht[1]. Es ging um die Frage, ob sich bei den jeweiligen Krankengruppen spezifische psychologische Persönlichkeitskennzeichen auffinden lassen. Unter anderem kamen wir dabei zu folgendem Ergebnis: Die seelische Besonderheit des einen Teiles der Krankengruppe war bestimmt durch *formale*, die des anderen Teils durch *inhaltliche* psychische Faktoren. Auf der formalen (vielleicht konstitutionellen) Seite standen essentielle Hypertonie und Polyarthritis, auf der inhaltlichen (vielleicht erlebnismäßigen) Stenokardie und Hyperthyreose (8, 9, 10).

Auch in der Klinik selbst gibt es Erfahrungen, welche die Beziehungen zwischen seelischem Inhalt und Körpervorgang treffen. In diesem Sinne müssen *(viertens)* die oben erwähnten Ergebnisse von CLAUSER (5, 6) u. a. bei der Placebotherapie ausgewertet werden: Sie grenzen vom Symptom her den Indikationsbereich der Suggestivbehandlung, einer psychischformalen Therapie ab. Auf der anderen Seite stehen *(fünftens)* die Erfahrungen mit der psychisch-inhaltlichen Therapie: Das symptom-analytische Gespräch bewährt sich gerade bei der chronischen Obstipation, einer weitgehend „placebo-negativen" Krankheit. *Sechstens* scheint eine noch im Fluß befindliche psychologisch-experimentelle Untersuchung mehr

---

[1] Diese Untersuchungen wurden von der Medizinischen Universitäts-Poliklinik, Freiburg i. Br. (Direktor: Prof. Dr. H. SARRE) aus durchgeführt.

Licht in die Frage zu bringen, warum Einschlafstörungen Placeboapplikationen so gut, Obstipationen so schlecht zugänglich sind. In der seelischen Thematik der Obstipierten nimmt das Retentive tatsächlich einen großen Raum ein, während die seelischen Themata der Schlafgestörten wesentlich uneinheitlicher sind.

Diese sechs Erfahrungstatbestände wurden aufgezählt, um zu zeigen, daß die psychophysischen Wechselbeziehungen offenbar nicht allein im Funktionellen aufgehen. Es wäre nicht empirisch-wissenschaftlich, sondern geradezu dogmatisch, wollte man angesichts solcher Tatsachen den Gedanken einer Ausdrucksaufgabe des krankhaften Körpergeschehens rundweg ablehnen.

Wir wehren uns gegen eine dogmatische Begrenzung des Gesichtsfeldes ebenso wie wir uns zu einer von der Erfahrung positiv-ableitenden, bionomen Wissenschaft bekennen. In diesem Sinne verstehen wir BÜCHNER, wenn er schreibt: „Wir haben auf unserem Wege den naiven Glauben vieler Naturforscher und Ärzte der vergangenen hundert Jahre an die exakt-naturwissenschaftliche Auflösbarkeit aller Bereiche der menschlichen Pathologie ebenso hinter uns gelassen, wie uns der Anteil der Naturwissenschaften an ihrer Erhellung ergriffen hat."

Literatur

1. ALEXANDER. F.: Psychosomatische Medizin (übers. v. KÜHNE). Berlin 1951.
2. BOSS. M.: Einführung in die psychosomatische Medizin. Bern und Stuttgart 1954.
3. BÜCHNER. F.: Allgemeine Pathologie. 2. Aufl. München und Berlin 1956.
4. CLAUSER, G.: In Handbuch für Psychotherapie und Neurosenlehre (Hrsgb. SCHULTZ, GEBSATTEL. FRANKL). München 1958.
5. — Dtsch. med. Wschr. **1956**. 370.
6. — Münch. med. Wschr. **1957**, 896.
7. ENKE, H.: Z. Psychotherapie. **7**, 67 (1957).
8. — Klin. Wschr. **1956**, 847.
9. — u. G. GERCKEN: Klin. Wschr. **1955**. 551.
10. — u. W. KAPPELMAYER: Klin. Wschr. **1957**, 536.
11. FREUD, S.: Ges. Werke. London 1940.
12. HARTMANN, M.: Die philosophischen Grundlagen der Naturwissenschaften. Jena 1948.
13. HEISS, R.: Allgemeine Tiefenpsychologie. Bern und Stuttgart 1956.
14. HEYER, G. R.: Arch. Verdau.-Krkh. **27**, 227 (1921).
15. HOFF, F.: Klinische Physiologie und Pathologie. 5. Aufl. Stuttgart 1957.
16. JASPERS, K.: Allgemeine Psychopathologie, 4. Aufl. Berlin und Heidelberg 1946.
17. KANT, I.: Kritik der Urteilskraft. Ausgabe: Meiner, Hamburg.
18. KLAGES, L.: Grundlegung der Wissenschaft vom Ausdruck. Bonn 1950.
19. KRETSCHMER, E.: Körperbau und Charakter, 21. u. 22. Aufl. Berlin, Göttingen. Heidelberg 1955.
20. — Psychotherapeutische Studien. Stuttgart 1949.
21. LERSCH. PH.: Gesicht und Seele. München 1932.
22. MARTINI, P.: Dtsch. med. Wschr. **1951**, 1.
23. — Münch. med. Wschr. **1957**, 1217.
24. MARX, H.: Dtsch. Arch. klin. Med. **152**. 354 (1926).
25. MITSCHERLICH, A.: Psyche **7**. 561 (953).
26. REINDELL, H., H. KLEPZIG u. E. SCHILDGE: Diagnostik von Kreislauffrühschäden. Stuttgart 1949.
27. SCHULTZ-HENCKE, H.: Lehrbuch der analytischen Psychotherapie. Stuttgart 1951.
28. SCHULTZ, J. H.: Das autogene Training. 9. Aufl. Stuttgart 1956.
29. — Grundfragen der Neurosenlehre. Stuttgart 1955.
30. WEISS, E., u. O. S. ENGLISH: Psychosomatic Medicine. Philadelphia und London 1943.
31. WEIZSAECKER, V. v.: Der kranke Mensch. Stuttgart 1951.
23. — Fälle und Probleme. Stuttgart 1947.
33. — Pathosophie. Göttingen 1956.

II. Klinik und Praxis

Von

G. Clauser (Freiburg i. Br.)[1]

Mit 6 Abbildungen

> „Ich weiß nicht, ob es *besser* werden wird,
> wenn es *anders* wird,
> aber soviel ist gewiß, daß es *anders* werden muß,
> wenn es *gut* werden soll.‟

Diese Erkenntnis Lichtenbergs kennzeichnet Situation und Ziel unserer klinischen psychotherapeutischen Arbeit.

Im gemeinsamen Bemühen um eine wesensgemäße Lebenseinstellung begegnen wir dem neurotischen Patienten im Konflikt zwischen nie gewagter Hoffnung und nicht vollzogenem Verzicht. Wir ermutigen ihn, die lähmende Neutralität seines Lebens aufzugeben. Am Scheideweg zwischen Opfer und Wagnis bewegen wir ihn zu einer freien Entscheidung. Dabei nehmen wir keinerlei Entschlüsse vorweg und verzichten bewußt auf Richtspruch, Absolution und Belehrung. Das alles kann nicht unsere ärztliche Aufgabe sein. Unsere Pflicht ist es lediglich — um mit Viktor von Weizsäcker zu sprechen — Menschen und deren Bildung zu ermöglichen.

Nach dem dankenswerterweise von Herrn Enke übernommenen weniger dankbaren Referat über die wissenschaftlichen Grundlagen unserer Arbeit, habe ich über deren praktische Seiten in der Klinik zu berichten. Ich möchte ihnen dabei einen Einblick in die Arbeitsweise unserer neuen Abteilung vermitteln. Es sollen bewußt keinerlei wissenschaftliche Probleme zur Sprache kommen. Ich möchte vielmehr den interessierten Praktiker unter den Ärzten und Fachärzten ansprechen, von dessen Verständnis für die klinische Psychotherapie unsere Arbeit und deren Ergebnis in weitem Maße abhängen. Der Praktiker findet nämlich meist deshalb nicht den rechten Zugang zur Psychotherapie, weil er unter dem Eindruck einer psychologisch-philosophischen Terminologie argwöhnt, in einen nicht ärztlichen Bereich gelockt zu werden. Hinter Übertragung, Ödipus-Komplex, Mutter-Inzest, oraler und analer Problematik und Symbolik sieht sein praktisch geschultes Auge die klinische Wirklichkeit und damit den Patienten nicht mehr. Und seien wir einmal — entre nous — ganz ehrlich. Die zu Lehrzwecken von uns allen gelegentlich vorgetragenen komplexen und analytischen Behandlungsfälle imponieren zu sehr durch ihre schulmäßige brillante Auflösung ohne Rest und Schwierigkeit, als daß der Praktiker glauben könnte,

---

[1] Dozent Dr. G. Clauser. Abt. für klinische Psychotherapie. Landhaus Umkirch bei Freiburg i. Br.

daß sie seinem ärztlichen Alltag entnommen sind. Der Arzt wehrt sich außerdem mit Recht dagegen, bei seiner Arbeit ins Weltanschauliche zu entgleiten und tut dies unter dem Eindruck schwerwiegender Grenzüberschreitungen, die in Gefahr sind, Mode zu werden.

Wir wollen es deshalb als vornehmste Aufgabe unserer Abteilung für klinische Psychotherapie innerer Krankheiten betrachten, verständlicher Dolmetscher zu sein zwischen der klinischen Psychologie — einschließlich der Tiefenpsychologie — einerseits, und dem praktisch tätigen Arzt andererseits. Damit wollen wir uns der durch J. H. Schultz weitgesteckten Aufgabe der „Psychologisierung des Arztens" verpflichten.

Die interne Medizin ist heute das große Sammelbecken der Neurosen. Kein Krankengut ist so inhomogen, wie das des Internisten. Der Homo patiens bezieht praktisch alle Symptome, die es gibt, auf seine inneren Organe und gelangt so an unsere Adresse. Der Internist ist also vielmehr der große Sortierer der Medizin, als ihr Spezialist. Er findet vom Hals-Nasen-Ohren-ärztlichen Bereich über die dermatologischen Symptome bis zu den Geisteskrankheiten alle Krankheitsbilder in seiner Sprechstunde vor. Recht häufig sieht er auch das, was man als gynäkologische Organneurose zu bezeichnen pflegt. Er sieht sie unter anderem, weil ein Teil dieser Frauen einem natürlichen Instinkt folgend, den Unterleib zu den inneren Organen zählt.

Zweifellos hat es der Internist häufiger als früher mit psychogenen Störungen der mannigfachen Organfunktionen zu tun. Die seelisch bedingten Krankheitsbilder haben aber ebenso eine Metamorphose durchgemacht wie die organischen. Deren Erscheinungsbild — denken wir nur an die Infektionskrankheiten wie Seuchen, Tuberkulose und Syphilis — erschien früher weit dramatischer als heute. Akuter Beginn, stürmischer Verlauf und kompromißloser Ausklang in Heilung oder Tod waren die Kennzeichen. Als Segen, oder — wenn sie so wollen — als Fluch der Therapie gibt es heute viele chronisch schleichende Verläufe, weniger dramatisch, aber leider nicht weniger tragisch. Dieselben Krankheiten zeigen sich klinisch mit anderem Gesicht. Ganz ähnliche Verhältnisse liegen auch auf dem Gebiet der psychischen Erkrankungen vor. Sie wählten früher ihre akuten Symptome aus dem Bereich der Neurologie. Der psychogene Anfall, die Lähmung und der Tick bildeten die wichtige Trias. Heute gehört der große hysterische Anfall zu den psychiatrischen Raritäten. Die Schüttelneurosen des ersten Weltkrieges wurden im zweiten kaum gesehen. Beringer stellte durch eigene Beobachtungen und Umfragen nach der Bombardierung von Freiburg praktisch keine abnorme Reaktion in jener Schreckensnacht fest, und die großzügige Planung der deutschen Heeresleitung, die Lazarette für Patienten mit Katastrophenreaktionen betraf, stellte sich als krasse Fehldisposition heraus. Wir fragen uns somit: Wo blieben und bleiben die psychogenen Erkrankungen? Sind sie ausgestorben? Das trifft sicherlich nicht zu. Es fehlen aber heute die mitleidigen Zuschauer für ihren theatralischen Ablauf, da im Zeitalter der totalen seelischen Not alle mit sich und ihrem eigenen Schicksal beschäftigt sind. Die psychogene Symptomatik hat deshalb an der Metamorphose teilgenommen und sie hat ebenfalls ihr Gewand gewechselt. Die ehemaligen Kriegszitterer sind den Ulcusbataillonen des zweiten Weltkrieges gewichen. An die Stelle des Bewegungssturmes und der Bewegungsleere im hysterischen Anfall oder in der hysterischen

Lähmung trat der Kompromiß des psychogenen Versagenszustandes. So bestimmen heute chronische Bilder mit Organfunktionsstörungen die psychotherapeutische Klinik. Sie sind oft schlecht erkennbar. Verlegenheitsdiagnosen wie latente Tetanie, larviertes Myxoedem, maskierte Hyperthyreose und Dauerneurose demonstrieren die Situation zur Genüge. Der kompromißlose Ausklang in Heilung oder seelischem Tod wich dem unentschiedenen Dahindämmern.

Der Internist sieht sich also durch die Metamorphose der psychogenen Störungen bedingt einer Unzahl funktioneller Leiden gegenüber, hinter denen als einzige Gemeinsamkeit eine gestörte Erlebnisverarbeitung steht. Die Patienten katalogisieren sich in den Fachbereich der inneren Medizin. Sie nehmen damit unbewußt die entscheidende Tatsache vorweg, daß zu ihrer Behandlung auch internistische Kenntnisse unbedingt erforderlich sind. Der Patient hält allerdings seine Beschwerden meistens nicht für psychogen. Er will deshalb nicht den ärztlichen Psychologen, sondern er sucht den psychologisch geschulten Arzt.

Die Arbeitsgemeinschaft zwischen Arzt und Patient ist in der Psychotherapie in jedem Falle eine höchst dramatische Angelegenheit. Lassen sie mich aus didaktischen Gründen ihr Wesen an den Begriffen der Dramaturgie erläutern:

Dramatis personae sind Arzt und Patient. Beide müssen zunächst einmal zusammenkommen. Viele Gründe stehen hierbei auch heute noch hinderlich im Wege. Es gibt Souffleure diesseits und jenseits der Medizin, die die Patienten von der Bühne des Dramas abhalten. Die Vorurteile gegen die Psychotherapie sind nicht nur beim Laien, sondern auch in weiten Kreisen der Ärzteschaft zu Hause.

Eines der wichtigsten Vorurteile besteht darin, daß der praktische Arzt draußen eine Wertung der Krankheit durchführt. Er wertet die organisch Kranken als Patienten erster Ordnung, die seelisch oder funktionell Gestörten als Patienten zweiter Ordnung. Diese völlig ungerechtfertigte Einstellung gegenüber dem Leid unserer Patienten kommt aus einer Zeit, in der man Krankheit definierte als die Folge cellulärer Schädigung im Organismus. Diese Krankheitsdefinition besteht sicherlich auch heute noch bei einem Großteil der Krankheitsbilder zu Recht. Es gibt sicherlich viele Patienten, die bereits krank sind, z. B. ein Geschwür oder eine Entzündung in sich tragen, sich aber nicht krank fühlen. Auf der anderen Seite gibt es aber Millionen von Patienten, die krank sind und leiden, ohne daß bei ihnen objektiv ein körperlicher Befund festgestellt werden kann. Leiden sie deshalb weniger als die anderen? Ist die Wertung des Leids, wie wir sie allenthalben antreffen, berechtigt? Wir müssen uns vorstellen, daß ein Kopfschmerz, der auf Grund einer psychischen Überanstrengung entsteht, unter Umständen genau so heftig und intensiv sein kann, wie der Kopfschmerz als Folge einer organisch bedingten Durchblutungsstörung des Gehirns. Sind wir berechtigt, das Leid dann als Krankheit abzulehnen, wenn wir es mit den Möglichkeiten der modernen Diagnostik nicht bestätigen können? Wir müssen auch das Leid dieser Patienten als Krankheit anerkennen und uns an dieser Stelle daran erinnern, daß der Homo patiens — der leidende Mensch — das Objekt unserer ärztlichen Bemühungen darstellt. Das Werturteil „nur seelisch krank" verleitet dazu, zu glauben, solche Kranken hätten eine klinische Behandlung nicht nötig. Damit treibt man die Neurotiker bewußt oder unbewußt in die Chronifizierung.

Das zweite Vorurteil ist hauptsächlich unter Ärzten zu Hause. Folgendes Beispiel soll es erläutern. Eine Patientin mit einem leicht einfühlbaren psychogenen

Asthma, das ebenso leicht beeinflußbar war, suchte unsere Behandlung auf. Wir waren lediglich erstaunt darüber, daß sie so spät zu uns kam. Sie war bei einer medizinischen Kapazität in Behandlung und der medizinisch vorbelastete Ehemann legte dieser nahe, seine Frau doch einem Psychotherapeuten zuzuführen. Darauf bekam er die Antwort: „Mein lieber Herr Kollege, Ihre Frau ist viel zu intelligent, als daß man sie durch Psychotherapie beeinflussen könnte." Wir sind dankbar, wenn wir gelegentlich auch einen intelligenten Patienten zugewiesen bekommen. Die Intelligenz ist zwar nicht die Conditio sine qua non, sie bedeutet aber eine sehr willkommene Bereicherung unserer therapeutischen Möglichkeiten. Sie ist ganz sicher keine Kontraindikation für die Psychotherapie.

Ein weit schwerer wiegender Einwand, der nicht nur von den Ärzten, sondern auch von den Laien immer wieder unserer Arbeit entgegengebracht wird, betrifft die Sexualität und den Vorwurf, wir würden alles auf sie zurückführen. In der Vorstellung solcher Halbgebildeten ist der Psychotherapeut eine sehr ernste Persönlichkeit mit einer Hornbrille und mit der stereotypen ersten Frage nach dem ersten Geschlechtsverkehr. In Wirklichkeit haben wir Patienten 2 und 3 Jahre in Behandlung, ohne daß wir diese Frage stellen. Wir haben andere, bei denen sie überhaupt nie zur Sprache kommt. Wir haben aber eine Unzahl von Patienten, die es einfach drängt, einmal darüber zu sprechen, worauf sie von keiner anderen Seite eine sinnvolle Antwort bekommen. Psychotherapie ist alles andere als angewandte Sexualwissenschaft. Im übrigen dürfen wir nicht verkennen, daß Patienten, die nun tatsächlich in einer Vielzahl der Fälle sexuelle Probleme anbieten, diese als Präsentiersymptome mitbringen. Dies besagt nichts über die genetische Bedeutung der Sexualität für die Neurosen. Berichtet ein Patient spontan über sexuelle Erlebnisse, so besagt das oft nur, daß er seine geheimsten und tiefsten unbewußten Probleme in die adaequate intime Sphäre der Sexualität projiziert. Der Traum, in dem sich ein Patient nackt sieht, besagt nicht unbedingt, daß dieser ein Schwein ist, sondern vielleicht, daß er sich in seiner Nacktheit selbst gegenübertritt. Diese Nacktheit können wir aber mit Ehrlichkeit übersetzen, und sie hat in diesem Falle mit Erotik überhaupt nichts zu tun.

Sehr problematisch wird der Vorbehalt des Souffleurs, wenn er darauf hinweist, daß die Patienten lieber zum Priester gehen sollten als zum Psychotherapeuten. Der wohlmeinende Ratgeber vergißt und übersieht dabei, daß die Aufgabenbereiche von Priester und Arzt nicht nur historisch, sondern auch sachlich heute getrennt werden müssen. Der Priester vollzieht z. B. mit der Absolution einen sakramentalen Akt. Wir treiben aber bei der Lösung von Konflikten Therapie. Das sind grundlegende Unterschiede. Unsere Neurotiker wissen nicht, was sie im Beichtstuhl sagen sollen, weil ihre Probleme ihnen selbst nicht bewußt sind. Es ist Aufgabe ärztlicher Therapie, diese Probleme bewußt zu machen und die Patienten mit ihnen zu konfrontieren. Wir dürfen unser Metier nicht überschreiten. Eine sinnvolle Zusammenarbeit mit psychologisch orientierten Geistlichen aller Konfessionen ist deshalb eine unbedingte Notwendigkeit für unsere Arbeit. Es wird weder im Beichtstuhl Therapie getrieben, noch dürfen wir ein priesterliches Amt verwalten und das Sakrament in unseren therapeutischen Erfahrungsschatz einbeziehen.

Nach all diesen spezifischen Vorbehalten gegenüber der Psychotherapie gibt es auch eine ganz unspezifische Voreingenommenheit, von der mehr oder weniger viele Kreise erfaßt sind. Was ich damit meine, kann ich mit nichts besser erklären als mit einer kleinen Bemerkung meines Chefs, der mir einmal in einer stillen Stunde verraten hat, wie er zur Psychotherapie steht und was er von ihr hält. Es sagte mir einmal: „Mein lieber Clauser, die Psychotherapie können wir aus der inneren Medizin nicht mehr wegdenken. Wir brauchen sie. Aber es ist so, wie mit einer charmanten Dame: Man möchte sie nie missen, sie soll immer da sein, wenn man sie braucht, aber man zeigt sich mit ihr nicht gerne in der Öffentlichkeit." Ich bin meinem Chef heute zu herzlichem Dank verpflichtet dafür, daß er den Mut hat, sich zum ersten Male mit seiner Lieblingsfrau in der Öffentlichkeit zu zeigen.

Nach der Überwindung der Vorurteile betritt der Patient die Bühne des Dramas. Welche Patienten werden gewöhnlich zum Psychotherapeuten überwiesen? Der voreingenommene Zuschauer könnte den Eindruck gewinnen, das Stück, das gespielt werden soll, wäre „Der Untergang des Abendlandes". Wir kommen zur Besprechung der Fehlindikationen:

Was uns freundlicherweise in die psychotherapeutische Praxis überwiesen wird — ich glaube, hierin sind sich alle psychotherapeutisch tätigen Kollegen an einer inneren Klinik einig —, ist zunächst ein degeneriertes Patientengut aus dem Formenkreis der dysplastischen Persönlichkeit mit feinen Übergängen bis zum absoluten Schwachsinn. Da ja die Intelligenz eine vermeintliche Kontraindikation für psychotherapeutische Bemühungen darstellt, hält man gerade den Schwachsinn für besonders zugänglich.

Außerdem kommen viele psychisch Abnorme zu uns. Dies rührt von der verkehrten Interpretation des Wortes Psychotherapie her, unter der man sich fälschlicherweise die Behandlung seelisch-abnormer Persönlichkeiten vorstellt. Wir verstehen mit J. H. Schultz unter Psychotherapie die Behandlung Kranker mit seelischen Mitteln. Genau so wenig, wie wir unter Balneotherapie die Behandlung der Bäder verstehen, ist Psychotherapie die Behandlung psychisch Abnormer. Wir schließen unter Umständen in unser Patientengut auch körperlich Kranke ein. Wir wissen z. B., daß bei der Behandlung organisch bedingter Durchblutungsstörungen mit der Methode des Autogenen Trainings signifikant bessere Ergebnisse zu erzielen sind, als mit allen bekannten durchblutungsfördernden Medikamenten. Das psychisch Abnorme ist Gegenstand der Psychiatrie. Das möchte ich besonders den uns freundlich gesinnten Praktikern ans Herz legen, weil wir immer wieder vor der Schwierigkeit stehen, in der ersten Nacht mit einer Schizophrenie oder mit einer suicidalen endogenen Depression fertig zu werden. Wir sind dieser Aufgabe nicht gewachsen, und wir wollen sie herzlich bitten, unsere Arbeit durch die Zuweisung psychiatrischer Krankheitsfälle nicht unnötigerweise zu erschweren. Auch Krankheitsfälle, bei denen nur der leiseste Verdacht einer Psychose besteht, sind bei uns fehl am Platze. Ich habe deshalb mit besonderem Interesse die Ausführungen von Herrn Göppert gehört, und ich kann sie dahingehend ergänzen, daß allein durch das therapeutische Milieu in unserem Hause häufig bislang völlig latent gebliebene Geisteskrankheiten akut werden. Dies geschieht auch dann, wenn wir uns vom ersten Augenblick an darauf festlegen, sie nicht psychotherapeutisch zu behandeln. Solche Patienten nehmen an den Diskussionen teil, sie hören die Tischgespräche, sie sind im Milieu des Psychischen eingefangen, und das gibt ihnen die Möglichkeit, ihre psychotischen Symptome zur Entfaltung zu bringen.

Eine weitere, häufige Fehlindikation betrifft wiederum die Sexualstörungen. Aus der irrigen Annahme, Psychotherapie sei angewandte Sexualwissenschaft, wird jeder Patient, der zum ersten Male sich überwindet, seinen Arzt nach sexuellen Dingen zu fragen, zum Psychotherapeuten geschickt. Stimmt es nicht nachdenklich, wenn ein 45 jähriger Patient sich an seinen Praktiker wendet mit der Angabe: „Herr Doktor, seit 4 Wochen bekomme ich immer Magenschmerzen nach dem Verkehr." Ohne Untersuchung schloß der Praktiker fälschlicherweise, daß dies eine Indikation für eine klinische Psychotherapie sei. Er verlor kostbare Zeit für die Behandlung des Magencarcinoms, das dahintersteckte. Wir wollen doch an dieser Stelle nicht vergessen, daß alles Sexuelle auch einen somatischen Aspekt hat. Magenbeschwerden nach dem Sexualverkehr bedürfen einer ärztlichen Untersuchung.

Die sinnvollen *Indikationen* für unsere Arbeit sind mit den sog. psychosomatischen Krankheiten wie Ulcus, Asthma und Hypertonie bei weitem nicht erschöpft. Alle Funktionsstörungen innerer Organe, die mehr oder weniger Ausdruck fehlerhafter Erlebnisverarbeitung sind, werden in unserer Abteilung behandelt.

Die *Kriterien* für die Indikationsstellung sind:

1. Der Nachweis von Funktionsstörungen bei gleichzeitigem Ausschluß pathologischer Organbefunde, wobei es natürlich Überschneidungen gibt. Wenn z. B. röntgenologisch ein Magengeschwür nachgewiesen ist, kann u. a. auch eine Indikation zur Psychotherapie bestehen.

2. Das Bestehen von allgemeinen Neurose-Symptomen. Wir wollen gerne den praktisch tätigen Kollegen einige Fingerzeige an die Hand geben, nach denen sie die Allgemeindiagnostik der Neurosen betreiben können. Wir kennen ja auch sonst in der Medizin eine allgemeine und eine spezielle Diagnostik. Hat ein Patient z. B. Temperaturen, eine erhöhte Blutsenkungsgeschwindigkeit, eine Leukocytose im Blutbild und Schüttelfrost, so sind dies Allgemeinsymptome, die auf eine Infektionskrankheit hinweisen. Differenzierte klinische Untersuchungen haben im Rahmen der speziellen Diagnostik die Art des Erregers und der Krankheit zu klären. Analog zu diesem Beispiel gibt es auch im Bereich der Neurosen Allgemeinsymptome. Zu ihnen zählen wir:

Objektlose und wesenlose Angst

Minderwertigkeitsideen und Selbstwertkrisen,

Ambivalentes Verhalten,

Vitale Depressionen,

Kontaktstörungen,

Entscheidungsschwierigkeiten und Entschlußlosigkeit.

Wenn z. B. ein junges Mädchen vom Lande berichtet, daß sie in der Kirche immer Angstzustände bekomme, unter den vielen Menschen und der Enge leide und schließlich heraus müsse, dann bleibt für den Praktiker als Faustregel die Differentialdiagnose einer Schwangerschaft oder einer schweren Neurose.

Die Patientin, die im Geschäft ein Paar Strümpfe kaufen will und sich unter 30 Paaren für keines entscheiden kann und schließlich weinend, ohne einen Einkauf getätigt zu haben, das Geschäft verläßt, ist neuroseverdächtig. Solche Symptome sind oft entscheidend wichtig für die Indikationsstellung. Es ist dann klinische Aufgabe, explorativ zu klären, welche Art der Erlebnisfehlverarbeitung oder welche spezielle psychische Genese sich hinter den funktionellen Störungen verbergen.

Das Bühnenbild, vor dem die erste Besprechung zur Begegnung werden soll, muß betont persönlich sein. Nur dann ist eine echte Arzt-Patientgemeinschaft möglich, in deren Rahmen wir Wissen und Macht in den Dienst der Sache des Patienten stellen und als Gegenleistung von ihm Vertrauen erwarten. Der Kampf um das Vertrauen führt oft zur Krisis des ärztlichen Dramas. Es ist meist ein langer Weg, bis sie durchschritten ist.

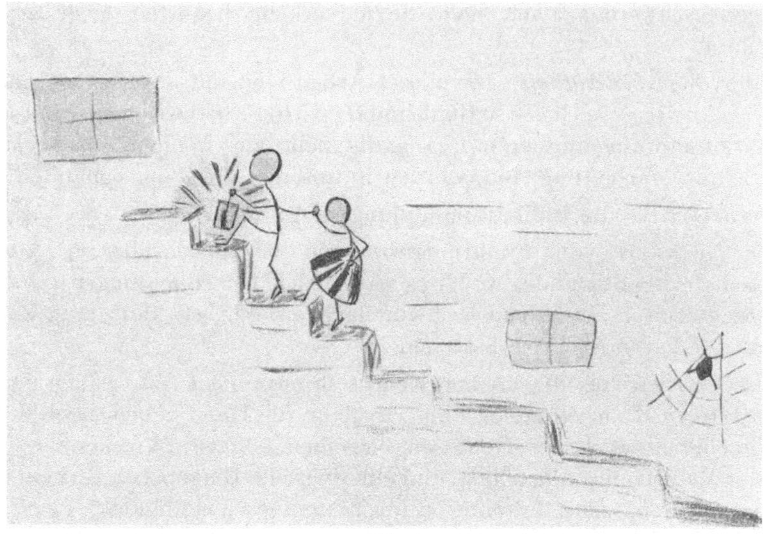

Abb. 1

Der erste Akt dieser *Krisis* umfaßt also den Kampf um das Vertrauen des Patienten. Dieser konsultiert uns, und auf die Frage: „Was fehlt Ihnen denn?" bekommen wir anstatt der Beschwerden Vermutungsdiagnosen ausgehändigt, die unsere Vorgänger oder die Verwandtschaft gestellt haben. Wir erfahren nicht nüchtern — was früher der gute Hausarzt erfuhr — wo, wann und wie der Schuh drückt, sondern unsere Patienten bringen „Reizleitungsstörungen" bis zum „atrioventriculären Block" mit in die Sprechstunde. Sie sprechen von Herzstörungen, von Gallenkoliken oder von Asthma. Präzise und vorbehaltlose Beschwerdeschilderungen erhalten wir nicht. Wir fragen die Patienten dann gerne, ob sie zu Hause ein Doktorbuch haben. Da dies in unserer alemannischen Gegend fast immer bejaht wird, stehen wir auf, geben ihm die Hand, gratulieren ihm und sagen ihm: „Sie sind in einer beneidenswerten Lage, Sie wissen, was ihnen fehlt, dann können Sie noch nachlesen, wie Sie es behandeln. Wir sind bereits miteinander fertig." In diesem Augenblick wird gelegentlich solcher Flugsand der Medizin zu einem echten Patienten, und dann können wir miteinander ins Gespräch kommen.

Wie sich das Vertrauensverhältnis zwischen Arzt und Patient im Rahmen einer psychotherapeutischen Behandlung gestaltet, darüber geben z. B. die Träume

oder auch die unbewußten Bildnereien unserer Patienten Auskunft. Es ist ja
für unsere Arbeit entscheidend, zu erfahren, wie wir wirken. BALINT hat in letzter
Zeit mit Recht darauf aufmerksam gemacht, daß es keine Pharmakologie des
Arztes gibt. Wir wissen nichts über unsere Höchstdosis, über die Minimaldosis,
mit der wir bereits zu wirken beginnen, und wir wissen auch nichts über die

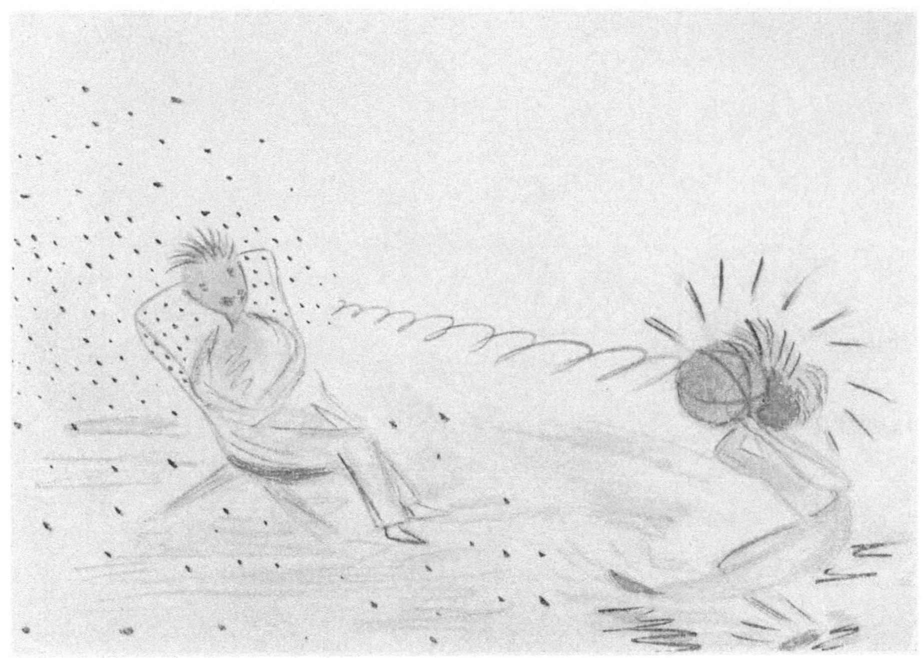

Abb. 2

Unverträglichkeitserscheinungen, die wir beim Patienten auslösen. Wenn wir
ihn aber auffordern, seine Stimmungen aufs Papier zu phantasieren, so zeigt er
uns unbewußt und oft im Widerspruch zu seinen bewußten Vorstellungen, wie
er zu uns und zur Psychotherapie steht:

Das erste Bild vermittelt ihnen einen Einblick in die Übertragungssituation,
die wir mit allen Mitteln so rasch wie möglich und so intensiv wie möglich
gestalten wollen. Auf Bild 1 hat der Psychotherapeut eben den Kontakt der Arzt-
Patient-Gemeinschaft geschlossen und holt den Neurotiker aus den tiefen dunklen
Kellerräumen herauf ans Licht. Er versucht ihm einen Überblick über seine
Probleme und einen Ausblick in die Welt zu geben.

Wie ein Patient eine heftige Erschütterung während der Psychotherapie
erleben kann, zeigt das Bild 2. Sie sehen, daß die Worte des Psychotherapeuten
wie ein Schlag in das Gesicht unseres Patienten wirken. Wir müssen in der nächsten
Stunde behutsam aufpassen, daß er das Übergewicht nach hinten nicht ganz
verliert und bei uns im Sprechzimmer bleibt.

Psychotherapie eröffnet nicht immer nur frohe Ausblicke. Manchmal läßt sie
auch — wie auf Bild 3 — den Kerker erkunden, in dem sich der Patient selbst
gefangenhält. Vielleicht hat aber auch die etwas ungestüme Konfrontierung mit

der Wirklichkeit den Patienten „am Boden zerstört" und in diese Tiefen ver-
dammt. Die unbewußte Bildnerei gibt dann dem Therapeuten den Hinweis, dem
Patient mit Geduld den Anschluß an seine Entwicklung (Lebensbaum) wieder
zu ermöglichen.

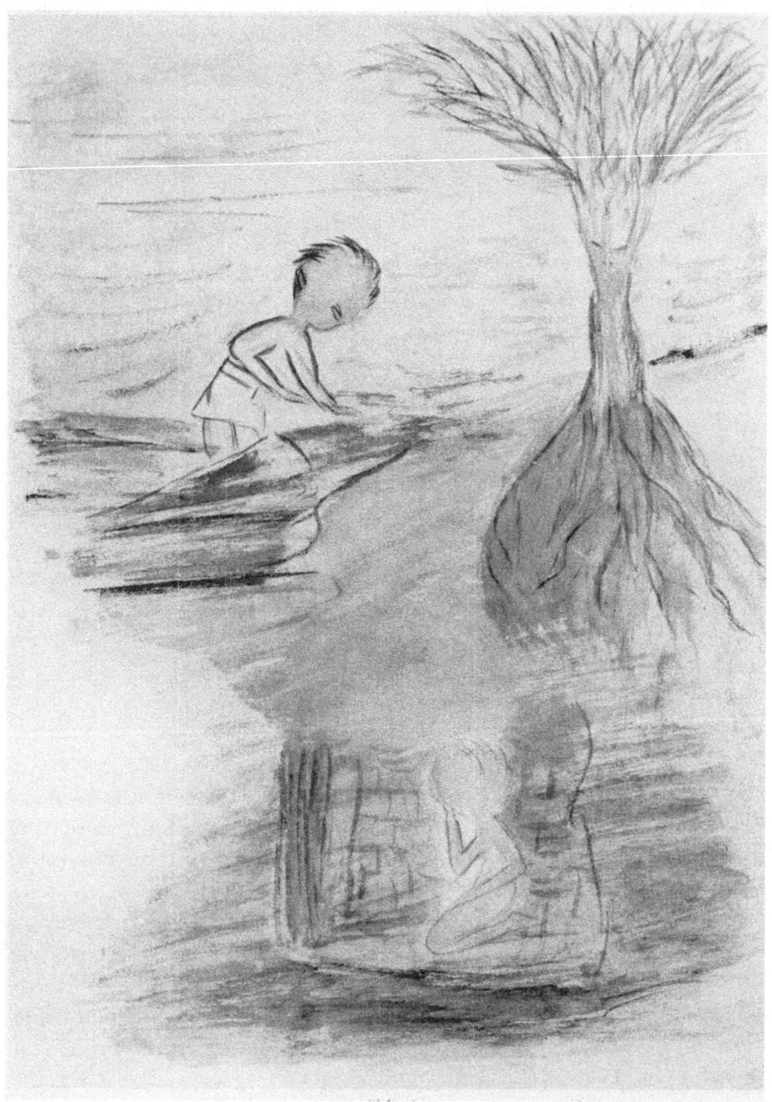

Abb. 3

Bei vitaleren Patienten meldet sich der Widerstand. Daß er auch ungerecht-
fertigt und blind sein kann, sehen wir am 4. Bild. Der Widerspenstige hat weder
Augen noch Nase oder Mund, um die Welt zu erleben. Es handelt sich um eine
Affekthandlung, deren wirkliches Wesen der Patient bei der Interpretation
unseres Bildes erkennt und versteht. Er kann nicht etwa keine Augen zeichnen,
sie sehen ja, daß er dem Therapeuten Augen verleiht, nur er selbst besitzt keine.

Auch in den Bildern im Verlauf einer großen Serie sieht sich der Arzt oft im Spiegel der Patienten. Der Zeichnerin des 5. Bildes wurde erst im Laufe des

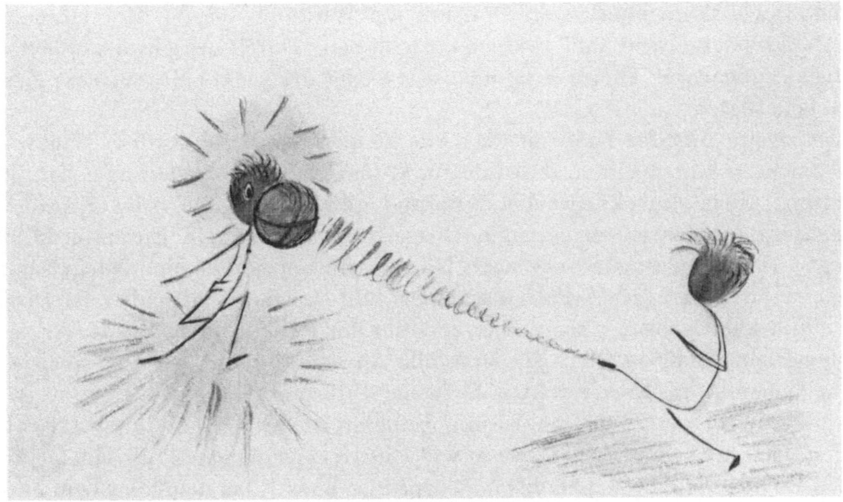

Abb. 4

Gespräches die Ähnlichkeit dieser Eule mit mir klar, und im Verlaufe der Behandlung erkannte sie ihre ambivalente Einstellung. Sie erlebte mich wie einen Raubvogel mit spitzem Schnabel und scharfer Brille, der nichts durchläßt, und der

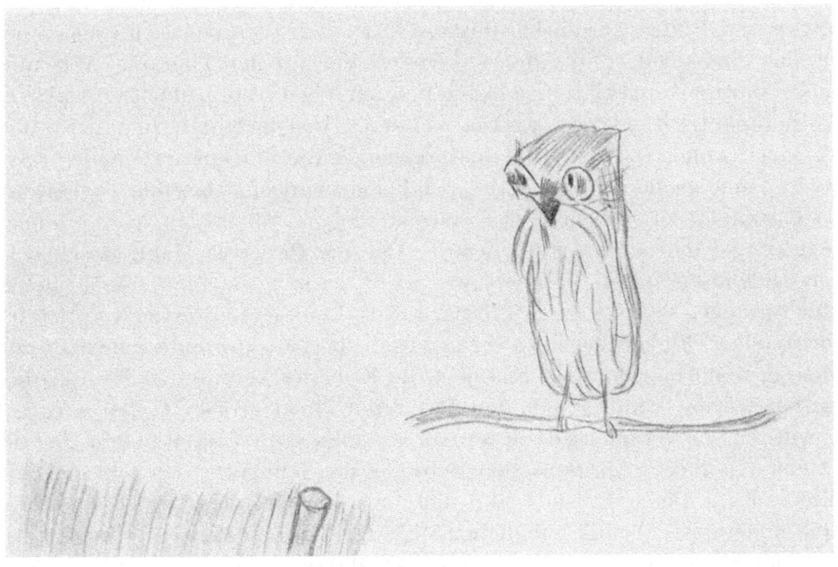

Abb. 5

ohne Mitleid die Maus sofort am Wickel packt, sofern sie ihr Loch nur erst verlassen hat. Noch ist das Mauseloch aber leer, und der Therapeut hat keine Möglichkeit des Zugriffs, was die Situation der Behandlung kennzeichnet. Auf der anderen Seite versucht die Patientin mit List und Tücke, mir den Ast abzusägen. Die schwachen und kraftlosen Beine, die sie mir verleiht, entsprechen wohl kaum der Wirklichkeit. Wir werden also in der klinischen Psychotherapie unbedingt nach Möglichkeiten suchen, um die Wirkung unserer Maßnahmen auf den Patienten erfassen und erkennen zu lernen. Durch Abschwächungen oder Intensivierungen der Therapie können wir wieder das rechte Maß unserer Zusammenarbeit finden.

Der zweite Akt der Krisis ist das Anerkennen der Beschwerden. Wir müssen den Patienten klar machen, daß ihre funktionellen Beschwerden eine Krankheit bedeuten. Auch ohne körperlichen Befund gibt es Mißtöne beim Konzert der Körperorgane. Was würde nun ein Dirigent tun, wenn sein Ensemble Mißtöne erzeugt? Entweder würde er es nach Hause schicken und es eine Nacht schlafen lassen — das haben unsere Patienten längst hinter sich, — oder aber der Dirigent würde mit dem Orchester üben. Hier versteht der Patient nicht nur die Art seiner Beschwerden, sondern auch die sinnvolle Anwendung unserer therapeutischen Übungsbehandlung. Er versteht z. B. in der Interpretation: „Ihr Herz stottert", was mit einer Organfunktionsstörung gemeint ist. Oder sein impulsives Herzklopfen wird ihm verständlich, wenn wir sein Herz vergleichen mit einem jungen vitalen Fohlen auf der Weide, das hohe Sprünge macht, bei dem aber kein Mensch daran denken würde, daß es krank ist. Auch das Herz der empfindlichen Patienten ist lebensfreudig. Es ist voller überschüssiger Energie, die wir leicht in sinnvolle Bahnen lenken können. Das Fohlen spannen wir vor einen beladenen Wagen. Das Herz belasten wir ebenfalls. Deshalb sind wir für das „Frühaufstehen" im Rahmen der Psychotherapie und für das rechtzeitige Belasten und für das Eingliedern unserer Patienten in den Lebensprozeß des Alltags. Die obigen Vorstellungen und Bilder wirken bei unseren Patienten therapeutisch ungemein. Sie finden sich eingegliedert in einen sinnvollen Verlauf der Therapie. Wir müssen uns aber darüber im klaren sein, daß auch ebenso unbedachte Äußerungen psychotherapeutisch negativ wirken können. Hier bedeuten in einer internen Klinik — wir wollen es ganz offen aussprechen — die Stationsarzt-, Oberarzt- und Chefvisiten eine große Gefahr. Man ist dabei gezwungen, über den Patienten und dessen Krankheit zu sprechen. Der erste stereotype Blick beim Herannahen der Kapazitäten ist der auf die Fieberkurve. Daß die Patienten dann Brocken lateinischer Diagnosen hören, können wir nicht ganz vermeiden, auch nicht bei leisester Sprache. Daß sie dann anfangen, ihre Leukocytenwerte zu notieren und Abschriften ihrer Fieberkurven zu veranstalten, das ist zum mindesten verständlich. Ich glaube, wenn man in allen Kliniken die Fieberkurven an den Krankenbetten abschaffen würde, könnte man den Patienten einen großen Gefallen tun. Uns selbst würden wir veranlassen, zu lernen, wie man gute Visiten macht, bei denen man nicht nur über die organischen Befunde, das Klimakterium und das Wetter diskutiert. Eine kleine Episode, die nicht als Beispiel einer negativen Psychotherapie gemeint ist, aber die möglichen Mißverständnisse glänzend charakterisiert, ist das Erlebnis einer Chefvisite: Eine 45jährige Patientin mit funktionellen Beschwerden ihrer Gallenblase kam zur stationären Aufnahme. Wir waren gerade dabei, abzugrenzen, wieviel Organisches und wieviel Funktionelles in dieses Krankheitsbild verwoben war. Bei der ersten Untersuchung stellte sich nicht nur hintergründig ein ehelicher Konflikt heraus, sondern auch vordergründig eine

Verlausung des Kopfhaars. Die Patientin war tief erschüttert über diesen Befund und bat uns händeringend, keinem Menschen etwas zu erzählen, was wir ihr unter Ehrenwort versicherten. Dann nahte mein Chef. In der Angst, er könnte kritisieren, daß noch nicht alle organischen Untersuchungen durchgeführt sind, erklärte ich ihm schnell pauschal, es handele sich um eine Patientin mit funktionellen Gallenbeschwerden. Es sei noch nicht ganz geklärt, ob auch etwas Organisches mit im Spiel sei. Daraufhin antwortete unmißverständlich mein Chef: „Nun, man kann ja Läuse und Flöhe haben", worauf die Patientin den Koffer packte und nach Hause ging. Sie sehen daraus, daß jede banale Bemerkung — und wenn sie noch so gut gemeint ist — unter Umständen störend in eine psychotherapeutische Behandlung eingreifen kann. Denken sie doch z. B. an das „Tropfenherz", das ein psychologisch ungebildeter Röntgenologe bei der Durchleuchtung — für die Patientin verstehbar — aussprach. Sie meldete sich nach Jahren bei mir mit angeblicher „Herzwassersucht". Nachdem gar nichts festzustellen war, drang ich in sie. Da erfuhr ich die Kette der Assoziationen: „Ich habe ein Tropfenherz — das tropft —, irgendwo muß es rauskommen" — und damit war ihr der Fluor albus verständlich. Das war also die Interpretation der „Herzwassersucht", die entstanden ist bei der Diskussion eines ganz banalen und gutgläubig ausgesprochenen „Tropfenherzens". Wir müssen uns also angewöhnen, eine Sprache zu sprechen, die der Behandlungssituation unserer Patienten adäquat ist. Hier kann ich nur das unterstreichen, was J. H. SCHULTZ gesagt hat: 80% der funktionellen Störungen sind iatrogen. Sie sind ärztlich entweder geimpft oder in ihrer Entstehung begünstigt. Es gehört zum praktischen Betätigungsfeld der klinischen Psychotherapie, auf die Vielfalt dieser schädigenden Möglichkeiten aufmerksam zu machen, um dadurch mitzuhelfen, sie zu überwinden.

Auch die Minderwertigkeitskomplexe müssen wir ernst nehmen, nicht nur die Funktionsstörungen, die im Vordergrund der Beschwerden stehen. Hier wird oft dadurch gesündigt, daß die Patienten nach der Schilderung ihrer Minderwertigkeitskomplexe vom Arzt die Antwort bekommen: „Ach, hören Sie mal, so schlimm ist das doch gar nicht. Sie sind doch eine ganz passable Person. Sie haben sich im Leben durchgesetzt. Das ist doch alles Unsinn." Sagen wir dies, dann begehen wir denselben Unsinn wie unsere Vorgänger, die auch nichts erreicht haben. Wir sagen unseren Patienten: „Sie haben einen guten Instinkt. Wenn er Ihnen meldet, daß Sie von minderem Wert sind, dann hat er recht." Und nun geht es an die Arbeit, um herauszufinden, wo die Minderwertigkeit steckt, um den Patienten die Möglichkeit ihrer Überwindung zu bieten.

Das dritte, womit wir uns im Rahmen der Anerkennung der Krankheit auseinanderzusetzen haben, das ist die Version der „Einbildung". Wenn wir den funktionellen Charakter der Beschwerden geschildert haben, kommt die stereotype Frage: „Herr Doktor, dann bilde ich mir also mein Herzklopfen nur ein?" Und hier heißt die Antwort wiederum nicht: „Nein, nein, Sie sind gar keine eingebildete Persönlichkeit." Sondern: „Nicht nur Sie, auch ich leide unter Einbildungen." Dann steigen wir herab vom Olymp des Äskulap und werden Mensch, um unseren Patienten die Möglichkeit zur menschlichen Begegnung in der ärztlichen Sprechstunde zu vermitteln. Wir erzählen von den kleinen Störungen, die auch wir dann und wann erleben, wenn wir unter der intensiven Wirkung eines Bildes stehen. Wir machen den Patienten klar, daß das Wirksamste im seelischen Bereich das

Bild überhaupt ist. Dann versteht er, daß eine „Einbildung" nicht nur krank
machen kann, sondern daß wir in der Möglichkeit der intensiven „Einverleibung
wirksamer Bilder" einen therapeutischen Weg zur Hand haben, der uns aus der
Krisis einer Krankheit herausführen kann.

Im dritten Akt der Krisis geht es um das Verstehen der Krankheit und des
Dialogs zwischen Körper und Seele. Hierzu brauchen wir die Biographie der
erkrankten Persönlichkeit. In ihrem Rahmen wird erst verständlich, was der
Patient mit seinem Symptom oft ausdrücken will. Wir können das auch anhand
der Träume erläutern, anhand der unbewußten Bildnereien, überhaupt mit
sämtlichen Möglichkeiten der Gestaltungs- und Arbeitstherapie, die wir in unserer
neuen Abteilung durchführen. Der Patient muß in der Gemeinschaft lernen, zu
sehen und sich zu zeigen. Er muß sich auch in der Unzulänglichkeit eines hin-
phantasierten Bildentwurfes erkennen oder in einer gekneteten Figur aus Plastilin.
Als Beispiel diene eine Patientin, die an Depressionen und tetanischen Anfällen
litt. Diese bestanden seit vielen Jahren, seit der Flucht aus dem Osten und seit
Vergewaltigungserlebnissen durch die Russen. Das ganze Zustandsbild wurde als
traumatische Neurose und als Folge der Vergewaltigung gedeutet. Eine gesunde
Frau wird nun aber nicht krank durch eine Vergewaltigung, sondern sie ver-
arbeitet dieses Erlebnis in gesunder Weise. Dies ist ein Grundsatz, der oft in der
Nachkriegszeit vergessen wurde. Es war aber weit mehr in der Biographie dieser
Persönlichkeit geschehen. Ein zunächst völlig fremder Mann nahm sich ihrer
liebevoll an und ihm verweigerte sie zunächst das, was die Russen sich erlaubten.
Schließlich fand sie es gerecht und richtig, seine Liebe zu erwidern. Daraus
resultierte eine Fehlgeburt. Die Patientin war verheiratet. Sie erzählte alles —
mit Ausnahme dieser Fehlgeburt — ihrem Mann. Die Ehe war vollkommen in
Ordnung, aber eine prüde Fehlerziehung hat ihr nicht ermöglicht, das Urteil über
sich zu revidieren. So blieb auch nach dieser Aussprache ein Selbstbestrafungs-
bedürfnis wach, das ihr jede geschlechtliche Tätigkeit versagte. Sie wurde frigide.
Darunter litt die Ehe. Sie machte sich schließlich selbst klar, sie sei eine völlig
kalte Frau. In der ersten Exploration erkannte sie nun ihre wirkliche Vitalität,
und sie begriff, daß sie sich Widerstände in den Weg legte, die völlig unnötig
waren. Nach der Aufforderung, ihre Stimmung aufs Papier zu phantasieren,
zeichnete sie eine Gans vor einem Gatter mit 3 Stäben (Bild 6). Die Therapie
bestand lediglich darin, daß ich ironisch lächelte. Darauf errötete sie und sagte:
„Meinen Sie, das sei ich?" Ich sagte: „Ich meine das nicht, aber offenbar meinen
Sie das selbst. Sie ersehen daraus, daß der Widerstand, den Sie sich in den Weg
gestellt haben, erstens mit Leichtigkeit rechts und links umgangen oder zweitens
übersprungen werden kann. Man darf nicht vor Widerständen kapitulieren, die
es nicht rechtfertigen." Nach dieser Aussprache wurde die Patientin ohne ersicht-
lichen Grund heiser. Als ich am nächsten Tage bei ihr auszusetzen hatte, daß sie
keinen Anschluß im Haus findet, da sagte sie mir: „Herr Doktor, ich habe bisher
so zurückgezogen gelebt, ich muß erst die richtige Sprache wiederfinden." Auf
die Frage, was ihr die Sprache (Heiserkeit) verschlagen habe, wurden Einsichten
offenbar, und sie begriff die Situation ihrer Selbstverleugnung. Das meinen wir,
wenn wir vom Ausdrucksgehalt des Symptoms sprechen. Es ist eine allgemeine
Erfahrung, daß die Patienten — meist besser als die Ärzte — diese Sprache
verstehen, wenn wir sie in der richtigen Version und im richtigen Augenblick

anwenden. So hat ein Patient, der seit 10 Jahren chronisch jeden Tag und jede Nacht erbrach, und der an einer paroxysmalen Aerophagie litt, spontan sein Symptom verloren, als wir ihn angesichts eines paroxysmalen aerophagischen Anfalles fragten: „Sagen Sie, was kommt Ihnen denn dauernd hoch und was kotzt Sie an?" Es ist damit nicht gesagt, daß wir die Lebenshaltung dieses Patienten korrigiert haben. Aber Sie werden verstehen, daß es in der internen Klinik zunächst einmal darauf ankommt, anhand des Symptoms Therapie zu treiben. Wir finden in der Interpretation der Organsprache eine Möglichkeit zum Vorstoß auch in die innere Erlebniswelt des Patienten, und damit haben wir, falls es notwendig sein sollte, den ersten Schritt für eine tiefenpsychologisch orientierte langfristige Behandlung getan.

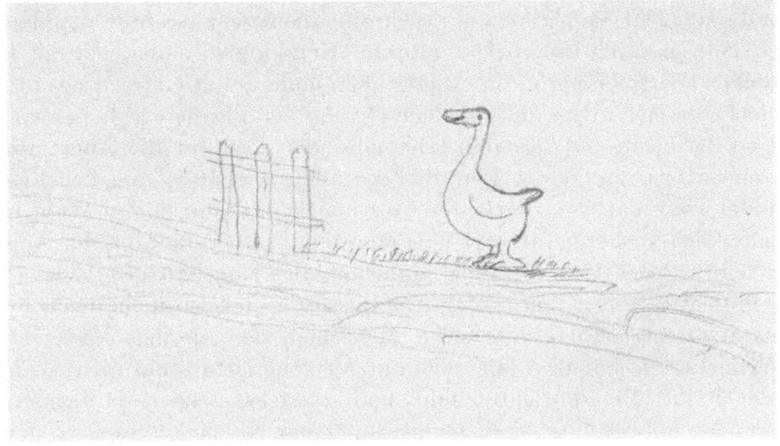

Abb. 6

Der vierte Akt der ärztlichen Krisis betrifft die Übernahme der Verantwortung für das Krankheitsgeschehen, die wir vom Patienten verlangen. Machen wir mit dem Patienten Bilanz, dann hören wir oft von ihm die wahren Gründe seiner Krankheit, die wir ihm nur zu Gehör bringen müssen.

Das sieht z. B. so aus:

Eine Patientin mit nervösen Gallenbeschwerden sagt: „Mit so einem Mann wie mit dem meinen muß man ja nervös werden, mit dem kann man nicht zusammenleben." Ein verhinderter Intellektueller mit Hypertonie schimpft: „Mein Leiden kommt nur davon, daß ich mich über meinen Chef jeden Tag aufregen muß." Und ein industrieller Manager betont mit gehobener Stimme: „Ich habe seit 4 Jahren keinen Urlaub gemacht." Bei allen Dreien gibt es nur eine Gegenfrage. Sie besteht in einem Wort und dieses Wort ist Arznei und heißt: „Und?" oder in der Aufforderung: „Also!" Sind wir dafür verantwortlich, wenn sich ein Patient so sinnlos im Leben verhält, daß er dann mit nervösen Störungen reagiert? Wir geben ihm durch unsere Frage die erste Möglichkeit, eine Revision seines Verhaltens in den Weg zu leiten.

Der 5. Akt der Krisis betrifft die Übung und das Training. Das Autogene Training ist hierbei eine Standardmethode, die uns nicht nur deshalb wertvoll erscheint, weil sie eine physiologische Umstellung zur Entspannung erzielt. Wir lieben es auch deshalb, weil es uns Gelegenheit bietet, viele Fehlhaltungen der Patienten in den Bereich der Erlebnisfähigkeit zu rücken, z. B. wenn ein Patient den angeblich entspannt gehaltenen Arm, den wir plötzlich loslassen, nicht fallen lassen kann. Es wird ihm klar, daß er zum mindesten ein Hochgespannter, sehr wahrscheinlich ein Überspannter ist. Jetzt erst kann man an die Arbeit der Entspannungstherapie sinnvoll herangehen.

In den Bereich der Übungsbehandlung gehören auch das gymnastische Training und der Sport. Wir haben dafür vielfältige Möglichkeiten in unserer Abteilung geschaffen. Wir haben ein Schwimmbecken, das 250000 l faßt, selbst hergestellt. Hier können die Patienten täglich schwimmen, Wasserball spielen und anderes mehr. Das Erlebnis der Gemeinschaft bei der sportlichen Betätigung ist ein ganz entscheidendes und trägt dazu bei, den Selbstwert der Patienten zu heben. Wir meinen damit nicht, daß wir dann psychotherapeutische Großtaten erzielt haben, aber wir verweisen die Präsentiersymptome Herzklopfen und Angst mit Hilfe der körperlichen Betätigung in ihre Schranken und an ihren rechten Platz. Wir ermöglichen danach in der individuellen Psychotherapie die wirklichen und hintergründigen Probleme aufzugreifen. Dasselbe gilt auch für die Ängste, die viele Patienten mitbringen. Wir wissen, daß man eine wesenlose Angst nicht dadurch überwindet, daß man dem Patienten Mut macht oder ihn in den Wald begleitet, vor dem er sich vorher gefürchtet hat. Man nimmt aber dadurch der Angst ihren Akzent und legt den Weg für die Besprechung des Konfliktes frei. Viele, fast alle unsere Patienten geben uns in der Anamnese an, daß sie nicht ins Kino gehen können, angeblich wegen der vielen Menschen, dem geringen Sauerstoff und anderem mehr. Sie könnten nur noch am Ausgang sitzen und nicht mehr in der Mitte der Reihe. Den Patienten muß man zunächst zeigen, daß die Ängste in dieser Version unbegründet sind. Zu diesem Zweck haben wir ein Kino in unserem Hause eingerichtet. Nun erleben die Patienten die Kinovorstellung in der Gemeinschaft, und sie erfahren, daß die Angst unbegründet ist. Sie offenbart sich jetzt viel besser in ihrem wirklichen Gewande in der psychotherapeutischen individuellen Einzelbehandlung. Auch alle anderen Behandlungsmethoden, wie die Gymnastik und das Schwimmen aber auch das Tischtennis- und Billardspiel, haben ihre besondere Bedeutung für das körperliche Training. Das gute Buch schafft einen guten Ausgleich. Zu diesem Zweck haben wir uns eine moderne Bibliothek mit 500 Bänden erworben. Unsere Eigeninitiative bei der Anschaffung unseres modernen Behandlungsinventars stieß auf vielfältige Hilfe, die uns zu herzlichem Dank verpflichtet.

Der Aufenthalt in unserer therapeutischen Familie soll auch Möglichkeiten zum Lebenstraining geben. An Modellsituationen üben die Patienten, woran sie draußen im Leben gescheitert sind. Ein Patient hatte z. B. im Laufe weniger Jahre Millionen auf seinem Bankkonto angehäuft, aber zu Hause standen leere Bücherschränke. Er erzählte stolz, daß seine Kinder aus der Fernsehtruhe Märchenplatten auflegen und Hänsel und Gretel aus dem Radioapparat hören. Dieser Patient mußte bei unserem Kaminabend den anderen Patienten Märchen erzählen und erleben, wie anfängerhaft und wie armselig er sich in dieser Welt der Bilder benahm. Er lernte auch verstehen, daß Märchen aus dem Mund von Vater und Mutter etwas anderes bedeuten als Märchen aus dem Radio und die Kinder schützen, wenn sie einst amerikanische Wild-West-Filme im Kino sehen. Solche

Erkenntnisse gehören zur Psychohygiene, zu der im Rahmen unserer Behandlung angehalten werden soll.

Eine Erweiterung von Dramatis personae tritt in dem Augenblick ein, in dem wir mit dem Patienten aus der individuellen Behandlung heraus ins Kollektiv schreiten. Ich möchte ganz ehrlich gestehen, daß wir durch die neue Abteilung vor völlig neue Probleme gestellt wurden, die wir noch nicht restlos gelöst haben. Wir haben vorher die Psychotherapie auf einer allgemeinen Krankenstation der med. Klinik durchgeführt. Das hatte große Vorteile. In erster Linie erlebten die Patienten mit seelischem Leid auch einmal, wie ein schwerkranker Mensch, z. B. ein Carcinomkranker, Schmerzen erleidet. Psychische Symptome verschwanden oder wurden bedeutungslos beim Anblick heroisch getragenen körperlichen Leids. Solche Möglichkeiten der intuitiven Selbstbelehrung bestehen auf unserer neuen Abteilung nicht. Dafür bietet sich eine andere Möglichkeit der Gemeinschaftserziehung durch die Familienatmosphäre an, die in einer selbständigen Abteilung herrscht.

Jeder Patient, der zu uns kommt, hat das Gefühl, Mitglied einer Familie zu sein. Wir bieten ihm ein Heim und erwarten von ihm, daß er einen Beitrag zur Gemeinschaft leistet. Das geschieht in vielfältiger Weise. Sowohl die Männer, als auch die Frauen unserer Abteilung wählen einen Vertrauenspatienten bzw. eine Vertrauenspatientin. Diese tragen dem Arzt die Nöte der einzelnen vor und besprechen mit ihm auch die Möglichkeiten der Gemeinschaftspflege und Gemeinschaftsgestaltung. Dabei teilen wir die Funktionen so ein, daß die Männer für die „Innenpolitik" und die Frauen für die „Außenpolitik" zuständig sind. Wir schaffen also umgekehrte Verhältnisse, wie sie in Wirklichkeit vorliegen. Die Frauen erleben so einmal, was die Männer tun müssen, und die Männer erfahren, was die Frauen zu leisten haben.

Die Männer sorgen also dafür, daß unsere Tische mit Blumen gedeckt und daß Tischtücher vorhanden sind. Sie leeren die Aschenbecher, was sie zu Hause gelegentlich vergessen, und gestalten so das innere Milieu des Hauses mit. Die Frauen machen draußen die Wege, sie schmieren Asphalt in die neu aufgetretenen Risse unseres Schimmbassins, sie lesen die Zigarettenstummel zusammen, während die Männer, weiße Schürzen umgebunden, in der Küche stehen und Teller abtrocknen. Diese Vertauschung der Rollen hat sich sehr bewährt. Sie trägt zum gegenseitigen Verständnis in der Gemeinschaft bei und befruchtet auch die kleinste Gemeinschaft, in die unsere Patienten aus der größeren entlassen werden, die Gemeinschaft der Familie.

Wir benutzen 2 große, vormittagfüllende Visiten dazu, allgemeine Probleme öffentlich zu diskutieren, ohne die Diskretion zu verletzen. Wir besprechen also oft in betont dramatischer Weise allgemeine Fehlverhaltensweisen, die in der Gemeinschaft des betreffenden Zimmers offenbar werden und die mehr oder weniger alle angehen. Ein Patient klagt z. B. über Angst. Wenn er mit Patienten in den Wald geht, verliert er die Angst ebenso wie seine Herzbeschwerden. Er wird über Samstag/Sonntag nach Hause beurlaubt, und dort erlebt er seine Beschwerden wieder. Nun will er wissen, warum er hier beschwerdefrei war, zu Hause aber wieder krank wurde. Mehr als viele Worte wirkte folgendes Spiel (Psychodrama): Bei der Visite erinnerten wir die Patienten daran, daß sie früher sicher alle einmal Vater und Mutter, Lehrer oder Doktor gespielt haben. Doktor spielen wir täglich, Lehrer wollen wir nicht spielen, also spielen wir mal Vater und Mutter. Darauf wurde jedem der Patienten ein Zettel ausgehändigt. Wir wählten zuerst die Spieler und verteilten die Rollen. Wer von den vier Patienten im Zimmer ist Vater, wer ist Mutter, wer ist Kind? Unser Patient mit der Angst, der die Rückfälle zu Hause erlebte, wurde zweimal als Mutter und zweimal als Kind bestimmt. Zum Vater wurde er nicht gewählt. Er verstand, daß er in der Rolle des Beschützten in der Atmosphäre der ärztlichen Betreuung keine Beschwerden hatte. Er begriff aber auch, daß er zu Hause seinen Mann nicht steht. Dadurch wurde dem Patienten erst ermöglichst, im Rahmen seiner Familie Vater und Mann zu sein.

Klagen und Anregungen sammeln sich in unserer Kummerkiste. Die Probleme, die wir bei der Visite anregen, werden nachher weiter diskutiert und bereichert. Viktor v. Gebsattel sagte mit Recht, als er unsere Abteilung besichtigte: „Hier beginnt die Therapie in dem Augenblick, in dem die Ärzte nach Hause gehen." Die Gemeinschaftsdiskussion leistet Unglaubliches in einem Milieu, in dem jeder weiß, daß er sein Verhalten korrigieren muß und wo trotzdem niemand mißversteht, daß funktionelle Beschwerden wirkliches Leid bedeuten. Das ist ein ungeahnter therapeutischer Faktor, den wir noch längst nicht voll ausgeschöpft haben.

Wir nutzen schließlich alle Möglichkeiten, die sich im Psychodrama bieten. Neben dem Rollenwechsel hat sich die pantomimische Darstellung des fremden und eigenen Verhaltens bewährt. Das Sich-Zeigen im dramatischen Spiel ist die Voraussetzung für das Sich-Sehenlernen im Spiegel der Gemeinschaft. Für anfänglich gehemmte Patienten bietet das Kasperle-Theater ungeahnte Möglichkeiten. Das Spiel hinter der Kulisse mit der Sicht auf die Zuschauer kommt der Persona-Situation in idealer Weise nahe. Das Psychodrama selbst geht ohne gelernten Text über die Bühne. Den Inhalt der zu spielenden Rolle entlehnen wir gerne bekannten Märchen. Hierüber werde ich im einzelnen in der Festschrift zum 70. Geburtstag von E. Speer berichten.

Haben wir das Vertrauen unserer Patienten gewonnen und hat ihnen ihre Einsicht in die Psychogenese die Übernahme der Verantwortung ermöglicht, dann beginnt die dritte Phase unseres Dramas: Auf die Krisis folgt die *Lysis*. Haben wir die kritischen Klippen überwunden, so werden wir den Lotsendienst aufgeben, aber als Berater des Steuermanns, der sein Schiff wieder selbst übernommen hat, weiter an Bord bleiben. Oft bleiben funktionelle Beschwerden als Zeichen einer konstitutionellen vegetativen Labilität immer bestehen. Sie werden aber nicht mehr als Krankheit bewertet, weil sie nicht mehr angstbetont erlebt werden. Es sind zwar dieselben Beschwerden. Es hat sich aber entschieden der Blickwinkel geändert, unter dem sie betrachtet und erlebt werden. Oft werden sie als reines Präsentiersymptom erkannt, hinter dem sich innere seelische Schwierigkeiten verborgen halten. Der vegetative Anfall ist nicht mehr ein „Überfall", sondern eine Realität, die der Patient zu beherrschen lernt. In diesem schönsten Stadium ärztlicher Hilfe sind uns Rückfälle willkommen, weil sie unseren Patienten und uns die Gelegenheit geben, aus ihnen zu lernen. Das schönste Geschenk für uns ist, wenn ein Patient in die Sprechstunde kommt und nicht mehr versichert: „Herr Doktor, mir geht es besser", sondern „*ich* gehe besser als früher." „Herr Doktor mir geht es wieder schlechter", hören wir ebenfalls nicht gerne. Heilsamer ist die Version „Herr Doktor, ich gehe wieder schlechter." Wir werden dann gemeinsam nach Gründen im fehlerhaften Verhalten der Person suchen und die Möglichkeiten der Abhilfe diskutieren. Aus dieser Tatsache ergibt sich in jedem Falle die ambulante Nachbetreuung unseres klinisch behandelten Krankengutes.

Wir haben Dramatis personae kennengelernt, die Krisis und die Lysis des ärztlichen Dramas durchschritten, wir kommen zum Schluß. Wir haben uns bemüht, anhand von praktischen Ausschnitten unserer Arbeit die Abteilung, deren Eröffnung wir heute feiern, vorzustellen. Es ist möglich, daß sich manche Kollegen — wie so oft — von uns distanzieren und uns den Vorwurf machen, wir würden Geschichten erzählen, anstatt Medizin zu treiben. Heute geben wir ihnen zur Feier des Tages unumwunden recht und trösten uns mit dem Dichterwort:

> „Auf so manche Lust der Welt
>
> Lernt man beizeit verzichten,
>
> Doch was uns bis zuletzt gefällt,
>
> Sind *Bilder* und *Geschichten*."

Wir nehmen in der Tat das ernst, was wir in unserer medizinischen Ausbildung gelernt haben: Wir erheben Kranken*geschichten* und treiben damit bereits Therapie. Wenn man Krankheitsdaten, wie Masern, Keuchhusten, Tonsillektomie, Nephritis und Gallenkolik, chronologisch aneinanderreiht, erfaßt man nicht die *Geschichte* des Kranken. Bezeichnet man dies trotzdem als Anamnese, so schafft man eine Illusion, an die *wir* allerdings nicht glauben. Hier irrt die Naturwissenschaft wirklich nicht — wie der Physiker v. WEIZSÄCKER es einmal formuliert hat —, in dem, was sie sagt, sondern in dem, was sie verschweigt. Die Erweiterung der Krankheitsvorgeschichte zur Biographie der Persönlichkeit ist eine Voraussetzung, ohne die wir die Krankheit nicht verstehen. Viele neurotische Krankheitszeichen werden in diesem Rahmen in ihrem Ausdrucksgehalt unmittelbar verständlich. Solche empirischen Befunde sind aber nicht ohne weiteres in ihrer statistischen Signifikanz zu sichern. Der Vortrag über die Bedeutung der Organsprache bei der Behandlung der Obstipation durch Herrn KRAUSE wird zeigen, daß sie jederzeit reproduzierbar sind.

Wir wollen als erste räumlich selbständige psychotherapeutische Abteilung einer Med. Univ.-Klinik diagnostische und therapeutische Erfahrungen aus dem internistischen Fachbereich nach wissenschaftlichen Kriterien sammeln und erforschen. Wir wollen somit einen Teil der Grundlagenforschung leisten, die im Stadium allzu spekulativer sog. Psychosomatik eine wissenschaftliche Notwendigkeit darstellt.

Denen, die unsere Arbeit unterstützen wollen, danken wir für die Zuweisung eines geeigneten Patientengutes. Sie können versichert sein, daß wir in unseren Bemühungen nicht in die Metaphysik entgleiten. Wir fühlen uns dem biologischen medizinischen Denken und Handeln verpflichtet. Dies tun wir um so mehr, als wir davon überzeugt sind, daß bei dem Umgang mit den vielfältigen Neurosen unseres internistischen Fachgebietes in den vergangenen Jahren niemals *die Medizin* versagt hat, sondern höchstens *wir Mediziner*. Wir sind bei unserer Arbeit keiner Methode verpflichtet und keiner Schule verhaftet. Wir sind aber bestrebt, aus allen Arbeitsrichtungen für den Einzelpatienten das Beste herauszuholen.

Mit ihrer biographisch-analytischen und symptom-analytischen Arbeitsrichtung ist unsere aktiv klinische Abteilung vorläufig nicht mehr als ein erster Versuch. Zwar haben wir bestimmte theoretische und praktische Vorstellungen über das Ziel unserer Arbeit und über deren Verwirklichung, wir wissen aber im Bereich klinischer Neurosentherapie *noch* nicht,

> ob es *besser* werden wird, wenn es *anders* wird,
>
> aber soviel ist bereits jetzt gewiß,
>
> daß es *anders* werden muß,
>
> wenn es *gut* werden soll.

III. Kasuistik

Die Pubertätsobstipation

Von

H. KRAUSE (Freiburg i. Br.)[1]

Der Titel dieses Vortrages: „Die Pubertätsobstipation" soll nicht, wie das etwa den Anschein erwecken könnte, den Anspruch erheben, ein neues Krankheitsbild zu bezeichnen. Wir haben ihn gewählt, vorläufig gewählt, zur Überschreibung einer Form der Obstipation, die sich nach unserer Erfahrung aus dem unklaren Sammeltopf der „habituellen Obstipation" herausstellen läßt und sowohl in bezug auf die pathogenetische Verstehbarkeit einheitlich ist als auch in einem begrenzten Lebensabschnitt, dem der Pubertät im weiteren Sinne, auftritt. Wir müßten ferner noch darauf hinweisen, daß uns diese Form der Obstipation bisher fast nur bei jungen weiblichen Personen bekannt geworden ist, während wir bei jungen Männern eine Obstipation mit gleicher seelischer Thematik praktisch nicht fanden — ein einziger Fall einer männlichen Pubertätsobstipation ist uns in den ganzen Jahren bekannt geworden —, was aus verschiedenen Gründen auch nicht zu erwarten war. Die Pubertätsobstipation erscheint als etwa vergleichbar der Anorexia nervosa, die ebenfalls eine eigene Thematik enthält, ausschließlich weibliche Personen befällt und einen umgrenzten Lebensabschnitt betrifft.

In der inneren Klinik spielt die Obstipation eine lästige Rolle. Ihre Therapie ist undankbar und leider häufig ebenso chronisch wie das Symptom selbst. Wenn wir dabei von den sekundären Formen der Obstipation absehen, von Formen also, als deren Ursache sich eine die Obstipation biologisch verstehbare Grundkrankheit nachweisen läßt, so bleibt doch eine Unzahl obstipierter Patienten, vorwiegend Frauen, zurück, deren Verstopfung scheinbar primär und ohne erkennbare Ursache, wie die Patienten angeben, „schon immer" bestanden hat und deshalb gerne unter dem Begriff der „habituellen Obstipation" eingeordnet wird. Diese „Diagnose" enthält in sich schon den Verzicht auf die Erwartung einer Heilung. Sie führt Patient und Arzt zum resignierten Hinnehmen einer jahre- oder jahrzehntelangen symptomatischen Therapie mit Abführmitteln. Liest man aber als Arzt in seiner Not im Handbuch nach, so findet man alles, was geeignet erscheint, die therapeutische Resignation noch zu vertiefen.

Die Vielzahl der hier zusammengestellten ätiologischen Faktoren: Unterfunktion des Auerbachschen Geflechtes, Ernährungsfaktoren, mangelhafte körperliche Bewegung, Entwöhnung des Defäkationsreflexes, allgemeine vagische Übererregbarkeit, aber auch psychische Belastung als Ursachen der hyokinetischen oder spastischen Form, die Unterscheidung einer Vielzahl von topographischen

---

[1] Dr. HEINZ KRAUSE, Medizinische Univ.-Klinik, Freiburg i. Br.

Typen und die umfangreichen therapeutischen Vorschläge wirken verwirrend; tröstlich allein der Vorschlag, durch physikalische Maßnahmen und ein regelrechtes Stuhltraining eine Stuhlregulierung zu erzielen.

Betrüblich ist ferner die Tatsache, daß die Obstipation, insbesondere von Frauen, oft als schicksalhafte Mißlichkeit aufgefaßt, in ihrem Beginn recht häufig außerhalb des ärztlichen Wirkungsbereiches steht, der Gebrauch von Abführmitteln in vielen Fällen unbedenklich geübt wird, ohne daß ein Arzt zu Rate gezogen wird. Die Propagation in Zeitung und Illustrierten „Darmol tut wohl‟, Ratschläge Verstopfter an Verstopfte und nicht zuletzt die freie Käuflichkeit aller Arten von Abführmitteln tun das übrige. So kommt es, daß oft erst nach Jahren, oder wenn lästige Nebenerscheinungen bestehen, der Arzt aufgesucht wird.

In der Klinik besteht die Gefahr, daß neben der akuten Erkrankung die anamnestisch geklagte chronische Obstipation in den Hintergrund tritt und symptomatisch behandelt wird. Patiénten, die nur wegen ihrer Obstipation in die Klinik kommen, sind relativ selten. Im allgemeinen gelangen nur die drastischen Fälle jugendlicher Obstipation in unsere stationäre Behandlung. Häufig, wie wir nachher sehen werden, erst dann, wenn alle käuflichen Mittel versagt haben.

Wir haben uns schon immer gegen das einfache Hinnehmen der, sagen wir, Begleitobstipation bei unseren Kranken gewehrt und versucht, ohne Medikamente zum Ziele zu kommen. Mit Erfolg etwa durch ein sog. Stuhltraining, wobei wir die Patienten dazu anhalten, sich, unterstützt durch physikalische Maßnahmen, wieder um eine regelmäßige und zeitgerechte Darmentleerung zu bemühen, bis es zu einem Wiedereinschleifen des Defäkationsreflexes gekommen ist. Wir haben mit diesem Vorgehen bei vielen „habituellen Obstipationen‟ einen guten Erfolg gehabt; bei den jugendlichen Obstipationen, von denen heute hier die Rede sein soll, hat jedoch auch diese Methode häufig versagt, so daß wir gezwungen waren, andere Wege zu suchen, zumal uns damals der erste Krankheitsfall begegnete, bei dem auch jede medikamentöse Therapie völlig wirkungslos blieb.

Wir erinnerten uns, daß ja gerade sprichwörtlich ist die Obstipation der Geizhälse und Pfennigfuchser. Hier ist der Geiz Ausdruck retentiver Tendenzen im Bereich des Besitzstrebens. „Der Geizige ist zu geizig, um selbst seinen Dreck herzugeben‟, so formulierten wir damals. Es entstand nun die Frage, ob die Obstipation, das „Zurückhalten des Kotes‟, nicht sehr viel allgemeiner auf „Zurückhaltungstendenzen‟ zurückzuführen sei, sei es im Bereich des Besitzstrebens, sei es im Bereich der Erlebnisverarbeitung. Solche Zusammenhänge waren ja bereits bekannt, aber es entstand die weitere Frage — und dieses war die Idee von Herrn CLAUSER —, ob es nicht möglich sei, durch eine möglichst plastische Vermittlung des Zusammenhanges dem Patienten gegenüber einen unmittelbaren Erfolg zu erzielen und dadurch eine langfristige analytische Psychotherapie zu umgehen. Voller Erwartung, retentive Tendenzen zu finden, ohne Vorstellung, was das Zurückgehaltene sein könnte, versuchten wir, zunächst auch ohne feste Vorstellung, welche Art und Weise des Vorgehens die geeignete sein könnte, rein empirisch, ob sich solche Mechanismen auch bei unseren jugendlichen Patienten fänden.

Ich möchte hier den ersten Fall, den Herr CLAUSER behandelte, kurz schildern. Eine 21jährige Bauerntochter wird wegen einer außerordentlich hartnäckigen spastischen Obstipation in die Klinik eingewiesen. Seit 2 Jahren ist sie zunehmend obstipiert, immer stärkere Abführmittel waren notwendig, seit einem Jahr waren auch diese völlig wirkungslos, sie war von Einläufen abhängig. In den letzten Wochen blieben auch therapeutische Versuche mit Periduralanaesthesie ohne Erfolg. Die Patientin war vor der Obstipation nie krank gewesen. Bei der klinischen Untersuchung ergab sich keinerlei organischer Befund. Während der dreiwöchigen Behandlung waren nur drei psychotherapeutische Behandlungsstunden notwendig, die wir hier skizzieren.

1. Stunde. Es wurde zunächst eine biographische Anamnese erhoben. Die Patientin hatte eine unauffällige Kindheit, das Verhältnis zu den Eltern war ungetrübt. Abgesehen von den üblichen Kinderkrankheiten war sie immer voll leistungsfähig und gesund. Nach der Schulentlassung arbeitete sie in der elterlichen Landwirtschaft. Seit 2 Jahren kennt sie einen jungen Mann, mit dem sie sich gut versteht und den sie heiraten will. Die Verlobung wurde bisher angeblich nur deshalb immer wieder verschoben, weil sie als jüngere vor der älteren Schwester nicht heiraten könne. Diese Argumentation erschien gekünstelt und gezwungen. Außerdem fiel auf, daß Liebesverhältnis und Obstipation gleichermaßen vor 2 Jahren begonnen hatten. Ein Zusammenhang wurde vermutet und dies auch gegenüber der Patientin ausgesprochen. Daß etwas „Seelisches" mitspielen müsse — so sagten wir —, wäre auch daraus zu vermuten, daß bisher jede körperliche Therapie nutzlos geblieben sei. Wir forderten die Patientin auf, ihren letzten Traum zu notieren und erklärten ihr, weshalb dies erforderlich sei.

2. Stunde. Die Patientin brachte folgenden Traum, der auf sie großen Eindruck machte: „Ein junges Paar feierte bei uns daheim Hochzeit, wozu ich herzlich eingeladen war. Ich konnte jedoch einfach nicht hinkommen, denn etwas Unbestimmtes hielt mich einfach immer zurück. Da traf ich auf dem Weg noch meinen Bruder und meinen Freund. Ich fragte sie, ob sie mit mir in die neue Kellerwohnung gingen. Jeder war damit einverstanden. Wir schritten durch den Eingang, die beiden blieben im ersten Raum sitzen und spielten Karten. Ich ging allein durch die weiteren Räume und wurde plötzlich von drei Seiten gehalten, gedrückt und gewürgt. Ich wollte um Hilfe rufen, brachte aber keinen Laut hervor."

Bei der Besprechung des Traummaterials und einer speziellen Exploration ergab sich folgendes Bild: Vor $2^{1}/_{2}$ Jahren hatte die Patientin ihren ersten Freund kennengelernt, mit dem sie bereits in ein intimes Verhältnis kam. Vor 2 Jahren — dem Beginn der Obstipation — lernte sie ihren jetzigen Freund kennen. Die beiden Männer haben sich bei einer Tanzerei ihretwegen verprügelt. Sie gab dem stärkeren den Vorzug. Auch mit ihm hatte sie intime Beziehungen, hat ihm aber die Erlebnisse mit dem anderen verschwiegen. Diese Unehrlichkeit ließ sie nun innerlich nicht mehr zur Ruhe kommen. Das war es, was sie wirklich von der Verlobung zurückhielt (im Traum: das Unbestimmte, das sie von der Hochzeit zurückhält). Nun hatte sie ganz einfach Angst, der erste Freund könne dem zweiten seine Erlebnisse mit ihr erzählen (im Traum: die beiden verbrüderten Männer im Vorraum beim Kartenspielen). Und diese Angst würgte sie. Die Patientin verstand ihren Traum spontan und meinte, dann wäre sie ja an allem selbst schuld. Sie sei ja selbst in den Keller gegangen, d. h. sie habe mit der Wahrheit zurückgehalten. Die Ausdrucksgemeinschaft zwischen diesem Zurückhalten und der Obstipation verstand sie ebenso spontan.

3. Stunde. Die Patientin kam und erklärte nach einer schlaflosen Nacht von sich aus, sie werde ihrem Freund jetzt alles sagen und müsse dann wohl seine Entscheidung billigerweise akzeptieren.

Da wir unserer Sache nicht ganz so sicher waren, hatten wir nach subaqualem Darmbad die ersten zwei Tage Abführmittel gegeben, immerhin schon mit dem Erfolg, daß im Gegensatz zu früher Abführmittel wieder wirkten. Nach der dritten Behandlungsstunde waren keine Medikamente mehr nötig. Die Patientin hatte in den 14 Tagen darauf täglich spontanen Stuhlgang. Sie wurde symptomfrei entlassen. Wie wir aus einem Bericht von ihr nach über einem Jahr wissen, hat der Erfolg angehalten.

Wir überblicken heute etwa 20 Fälle, die ausschließlich wegen chronischer Obstipation zu uns in Behandlung kamen. Größer noch ist die Zahl der Patientinnen, bei denen die Obstipation als Begleitsymptom bestand und im Vergleich zur Grundkrankheit nicht in den Vordergrund trat. Alle Patientinnen sind Jugendliche im Alter von 18—24 Jahren, die Obstipation bestand oft schon mehrere Jahre, sie erforderte immer regelmäßiges Einnehmen von Abführmitteln, in einigen Fällen versagte jedoch die medikamentöse Therapie letztlich völlig, so daß nur noch Einläufe und subaquale Darmbäder einen Effekt hatten. Bei einigen bestand Sub- oder Anacidität, jedoch war in solchen Fällen durch ausreichende Substitution mit Säure die Obstipation nicht zu beseitigen gewesen.

Unser Vorgehen wurde einheitlicher. In den Mittelpunkt der Behandlung stellten wir ein symptomanalytisches Gespräch, in dem wir die Patienten die Gemeinsamkeit des Ausdruckes zwischen Zurückhalten und der Obstipation erleben ließen. Nach sorgfältigem Erheben der biographischen Anamnese, wobei wir häufig unangenehme Erlebnisse aufdeckten, die zurückgehalten, verborgen, verheimlicht werden sollten, versuchten wir einen zeitlichen Zusammenhang mit dem Beginn der Obstipation herauszufinden. Dabei zeigte sich, daß, wenn man den Patienten genügend Zeit zum Überlegen läßt, sie sich oft erstaunlich präzise auf den Beginn der Obstipation, ja oft sogar auf den Tag besinnen können. Wir weisen dann auf das Fehlen jeglicher organischer Ursache für die Obstipation hin. Oft kommt dann von seiten der Patienten die Frage: ob es dann wohl nervös oder seelisch oder eingebildet sei. Unsere Antwort: ja! Die meisten Patienten können sich jedoch darunter nichts vorstellen. Wir erklären ihnen daher auf einfache Weise psychosomatische Zusammenhänge an den bekannten Beispielen: Scham— Erröten, Angst—Herzklopfen, Ekel—Erbrechen (es ist zum . . . . .). Und diese allgemein bekannten und vor allen akzeptierten Zusammenhänge wecken das Interesse und die Patienten lernen verstehen, daß die sonst automatisch und gut funktionierenden Organe durch Spannungen im seelischen Bereich in ihrer Funktion gestört werden können.

Wenn in dieser Weise das Verständnis geweckt ist, fragen wir unvermittelt: Sagen Sie, was geht eigentlich vor sich, wenn man verstopft ist? Unter geschickter Führung ergibt sich dabei skizziert folgendes Gespräch: Der Darm arbeitet nicht. Was tut er, wenn er nicht arbeitet — er gibt nichts her. — Was gibt er nicht her — sein Produkt — was ist das — etwas Übelriechendes, Ekliges, Dreckiges, der Abfall — was tut also der, der verstopft ist: Er gibt etwas Anrüchiges. Unangenehmes nicht her, will es bei sich behalten.

Bei manchen Patienten bedarf es keines weiteren Hinweises mehr auf die biographische Anamnese. Sie erkennen spontan und mit Vehemenz die Zusammenhänge zwischen Obstipation und „dem Zurückhalten". Überzeugend, und an diesem Tatbestand kann der Patient nicht vorbei, ist der zeitliche Zusammenfall von Obstipationsbeginn und Konfliktsituation, deshalb sind wir besonders scharf dahinterher, diesen vorher festzustellen.

Eine zweite Krankheitsgeschichte mag die Schwierigkeiten, die gelegentlich bei der Behandlung auftreten, illustrieren:

Eine 20jährige Hausgehilfin, die früher öfters Halsentzündungen, einmal fieberhaften Gelenkrheumatismus und früher einige Male hintereinander Oberbauchkoliken gehabt hatte, wurde plötzlich ein Jahr vor der Klinikaufnahme obstipiert, so daß sie regelmäßig Abführmittel einnehmen mußte, wegen interkurrenter Appendicitis wurde eine Appendektomie vorgenommen, ebenfalls ohne Effekt auf die Obstipation, die weiter bestand und zur Klinikeinweisung führte.

Außer deutlicher Subacidität konnte kein Organbefund erhoben werden. Auf ausreichende Säuresubstitution besteht die Obstipation weiter. Die biographische Anamnese ergibt, daß sie die älteste von 4 Geschwistern ist, sich mit diesen und den Eltern gut versteht, nach der Volksschule, da das Geld für eine Ausbildung fehlte, als Hausgehilfin tätig ist, sich in dieser Situation wohl fühlt. Vor 2 Jahren hat sie sich mit einem jungen Mann im Dorf enger befreundet, sie hatten intime Beziehungen miteinander, bis Dezember. Dann hat sie die Beziehungen zu ihm abgebrochen, da sie erfahren hatte, daß eine andere aus dem Dorf von ihrem Freund ein Kind erwartete. An Fastnacht trafen sich alle drei (sie, der ehemalige Freund und dessen jetzige Freundin) bei einer Tanzerei, und dabei wurde sie von der anderen wüst beschimpft, unter anderem mit dem dort ortsüblichen Vulgärausdruck für Dirne. Vom nächsten Tag an war die Patientin obstipiert. Trotz aller Bemühungen und wiederholten Gesprächen kam ich nicht weiter, die Obstipation wurde sogar stärker als je zuvor, mir selbst schien das mit Obstipationsbeginn zusammenfallende Ereignis nicht genügend Erklärung zu bieten. Die Obstipation wurde dramatisch. Ein subaquales Darmbad, das zu Anfang gut gewirkt hatte, zeigte jetzt nicht nur keinen Effekt. Trotz hoher Buscopangaben war weder eine Entleerung zu erzielen, noch gelang es überhaupt, den Darm zu spülen. Die Patientin retinierte selbst die einströmende Flüssigkeit, so daß wir abbrechen mußten. Ich besprach die Vorgeschichte mit Herrn CLAUSER, der die Patientin anschließend noch eingehender explorierte. Dabei kam als wesentliche nun von der Patientin zugegebene Tatsache heraus, daß sie auch in der Zeit zwischen Dezember und Fastnacht, obwohl sie wußte, daß eine andere von ihm ein Kind erwartete, mit ihrem Freund noch intime Beziehungen gehabt hatte. Das war natürlich ein ganz entscheidender neuer Gesichtspunkt, denn jetzt wurde der Zusammenhang wesentlich deutlicher. Die entscheidende Wendung ergab sich jedoch, als wir sie fragten, was denn überhaupt eine Dirne sei — „Eine, die es gegen Bezahlung tut" — ob man dafür nicht auch einfach sagen könne, eine, die es aus Berechnung tue. — Darauf eine vehemente Reaktion.

Und jetzt die Biographie im Zusammenhang: Die Patientin ist geltungsbedürftig, ihr Freund der Beau des Dorfes. Als sie merkte, daß er Interesse an ihr hatte, war sie von vornherein bereit, alles einzusetzen — in Berechnung —, ihn dadurch für sich zu gewinnen; geliebt habe sie ihn nie. Das ging auch gut bis

Dezember. Als sie von der anderen erfuhr, schmollte sie zunächst 14 Tage lang, dann setzte sie weiterhin ein, um ihn sich zu halten. Von dieser Sicht aus wird jetzt auch die Bedeutung des ominösen Wortes klar und die Obstipation verständlich. Auch hier verschwand, nachdem die Patientin den Zusammenhang zugegeben hatte, die Obstipation. Eindrucksvoll, wie erheblich retiniert wurde, in diesem Fall bewußt verschwiegen, und wie gleichzeitig die Obstipation therapieresistentes Ausmaß annahm.

Wir erleben es, um dies am Rande zu bemerken, gar nicht selten, daß Psychotherapiepatienten während der Behandlung meist zu Anfang obstipiert sind, solange sie noch nicht zu einer Aussprache bereit sind. Die Obstipation geht dann von allein und ohne besondere Hinweise darauf wieder weg, sobald man ins Gespräch gekommen ist. In einem Fall, erinnere ich mich, hat eine Patientin mit schwersten psychogenen Kopfschmerzanfällen nach mehreren Aussprachen, als eine bestimmte Angelegenheit besprochen wurde, eine mehrtägige Verstopfung. Von mir darauf hingewiesen, daß sie offensichtlich noch wesentliche Dinge zurückhalte, verschwand die Obstipation. Wie ich aber nach 8 Tagen feststellen mußte, nicht etwa, weil die Patientin über „das Wesentliche" mit mir gesprochen hatte, sondern weil sie heimlich Abführmittel nahm. Zur Rede gestellt, ergab sich die große Aussprache, und diesmal war die Obstipation wirklich weg.

Ich möchte Ihnen nun gleich noch über eine dritte Patientin berichten, bei der, obwohl die Thematik die gleiche bleibt, der Verlauf doch ein anderer war. Eine 21jährige Arzthelferin kommt in unsere Behandlung, weil eine völlig therapieresistente Obstipation besteht. Sie war früher nie ernstlich krank. Seit der Kindheit besteht eine erhebliche Hyperhidrosis beider Hände. Seit dem 14.Lebensjahr neigt sie zu Obstipation, jedoch war nur selten eine medikamentöse Therapie notwendig, meist konnte sie mit reichlich Obst die Verdauung regulieren. Seit einem Jahr nun besteht eine Obstipation ganz erheblichen Ausmaßes, mit heftigen Kopfschmerzen einhergehend, die eine tägliche Einnahme von Abführmitteln notwendig macht. Trotzdem hatte sie nur alle drei bis vier Tage Stuhlgang. Angefangen habe sie mit 4 Laxans Thomae täglich, später habe sie die Dosis immer öfter steigern müssen und nahm oft 10—14 Dragées. Ja, oft habe sie die Tabletten überhaupt gar nicht mehr gezählt. Rizinus, 1—2—3 Eßlöffel blieben ohne Erfolg. In den letzten Wochen habe die Obstipation immer mehr zugenommen, 10 Rizinuskapseln blieben ohne Effekt, ja einmal habe sie innerhalb zweier Tage sogar 40 Kapseln geschluckt, ohne darauf Stuhlgang zu haben. Die letzten 13 Tage vor der Einweisung war sie völlig obstipiert, und nur durch ein ambulantes subaquales Darmbad konnte der Darm z. T. geleert werden. Vor einem halben Jahr war eine erhebliche Subacidität festgestellt worden, auf reichliche Säuresubstitution trat keine Änderung ein. In diesem Zustand gelangte die Patientin bei uns zur Aufnahme. Die Untersuchung ergab keinen die Obstipation erklärenden Organbefund.

Bei der Erhebung der biographischen Anamnese ergab sich folgendes: Die Mutter starb, als sie drei Monate alt war. Noch im gleichen Jahr heiratete der Vater wieder. Die Stiefmutter ist ein sehr nüchterner grober Mensch und hat den Kindern niemals mütterliche Wärme entgegengebracht. So ist die Patientin praktisch ohne Mutter aufgewachsen. Als kleines Kind wurde sie von der Stiefmutter angehalten, die älteren (z. T. wesentlich älteren) Geschwister auszuhorchen und ihr darüber zu berichten. So geriet sie ihren Geschwistern gegenüber in einen Zustand der Isolierung, der sich auch später, als sie kritisch genug war um einzusehen, daß dieses Aushorchen nicht richtig sei, nicht mehr änderte. In allen Fragen, vor allem auch später in der Pubertät, hatte sie so niemanden, an den sie sich wenden konnte. Dafür mußte sie von der Stiefmutter üble Schimpfreden über ihre verstorbene Mutter anhören, ohne die Vorwürfe, sie war damals etwa 10—12 Jahre alt, überhaupt zu verstehen. Später erkundigte sie sich im Dorf bei den Nachbarn und erfuhr, daß dies alles erfunden sei. Mit 14—15 Jahren ergingen die gleichen Beschimpfungen gegen sie selbst, wenn sie, was selten genug mal vorkam, da sie zu Hause sehr zur Arbeit angehalten wurde, sich mal zum Spiel mit anderen Kindern weggestohlen hatte. Sie verstand zwar gar nicht, was ihr vorgeworfen wurde, empfand nur, daß es etwas Übles sein müsse und schloß sich noch mehr von der Familie ab. In diese Zeit fällt das erste Auftreten der Obstipation, jedoch damals in sehr mäßigem Grade. Irgendwelche Vorkommnisse, die die Vorwürfe der Mutter berechtigt hätten, habe es nicht gegeben, auch scheint sie sich niemals durch die Vorwürfe der Mutter veranlaßt, etwa falsche Schuldvorstellungen gemacht zu haben. Immerhin kam sie in Schwierigkeiten dadurch, daß sie ihre Aufklärung nur aus häßlichen Redensarten der Schulkameraden bezog, sich nie gleichaltrigen Jungens gegenüber richtig zu verhalten wußte, und wenn ihr irgendeiner nur etwas näher zu treten versuchte, dann haute sie ihm eine herunter und rannte davon. Hinterher zerbrach sie sich den Kopf, ob sie sich nun richtig oder wohl sehr blöde benommen hätte. Nach der Schulentlassung blieb sie zu Hause und ging anschließend als Helferin zu einem Zahnarzt. Mit 18 Jahren verliebte sie sich in einen gleichaltrigen jungen Mann, der täglich mit ihr im Zug zum Arbeitsplatz fuhr; vor einem Jahr begannen zwischen beiden intime Beziehungen. Drei Wochen darauf trat eine schwere Obstipation auf. Die genaue zeitliche Analyse ergab: zu dem Zeitpunkt, als die ohnedies nicht ganz regelmäßigen Menses 5—6 Tage über die Zeit ausblieben. Die Patientin gab an, daß sie damals eine entsetzliche Angst gehabt habe, ein Kind zu bekommen. Nie so ganz richtig informiert, ob es nun etwas sehr Verwerfliches sei, was sie tat (vor allem in der Erinnerung an die Beschimpfungen durch die Stiefmutter), befürchtete sie nun, daß es herauskommen könnte, hatte maßlose Angst, schlief nicht mehr richtig und war obstipiert. Das wurde auch natürlich nicht besser, als die Menses eintraten, da mit jeder späteren Intimität die Gefahr, daß es nun herauskäme, erneut entstand.

Auf die symbolhafte Bedeutung der Obstipation hingewiesen, erkennt die Patientin von alleine, wie die Obstipation zustande kam.

Der Verlauf: Nach dem ersten Gespräch, subaqualem Darmbad und 8tägiger unterstützender Behandlung noch mit einem einzigen Lecicarbonsuppositorium, Stuhltraining, hatte die Patientin täglich spontan Stuhlgang, auch später ohne Medikation.

Bei dieser Patientin handelte es sich also im Gegensatz zu den beiden anderen um eine primär Kontaktgestörte, wie viele Obstipierte übrigens. Die durch die Stiefmutter herbeigeführte Isolierung, ihre Vorwürfe gegen die verstorbene Mutter und vor allem die Vorhaltungen ihr gegenüber, führten dazu, daß, als nun das geschah, was jahrelang ihr vorgeworfen worden war, nur noch eine Tendenz bestand: „Das darf nie herauskommen."

Soweit die Auswahl aus unserem Krankengut. Was zeigen diese Fälle. Sie zeigen, daß es eine Form funktioneller Obstipation gibt, als deren Ursache sich eine abwegige Erlebnisverarbeitung eruieren läßt, die zu einem krankhaften Zurückhalten des Erlebten führt. Diese Erkenntnis ist nichts Neues. Wir finden theoretische Überlegungen hierzu bei SCHULTZ-HENKE in seinem Buch „Der gehemmte Mensch", in dem er darstellt, wie das Behaltenwollen in repräsentativer Weise vom Kinde erstmalig im Zusammenhang mit der Sauberkeitsgewöhnung erlebt wird. In ständiger Auseinandersetzung mit einer fordernden Umwelt lernt schon das kleine Kind hier z. T. seine besondere Art zu behalten oder herzugeben, trotzig das in ihm Seiende zu behalten oder gefügig die positive Bereitschaft — die Defäkation verlangt Aktivität im Gegensatz zur Miktion — aufzubringen, es herzugeben. Es ist sicher nicht ohne Bedeutung für das spätere Zustandekommen einer Obstipation, daß die Erwachsenen dabei von einer „Sauberkeitsgewöhnung" sprechen und dazu in jahrelanger Erziehung auf das Kind einwirken, das Produkt des Darmes als etwas Widerliches, Ekelhaftes, seine extrakorporale Existenz als etwas Peinliches und Zuverbergendes anzusehen. Vielleicht ermöglichen uns gerade diese Tatsachen, den Zusammenhang mit dem Zurückhalten des unangenehmen, peinlichen und der Obstipation zu verstehen. Hier spricht das Organ eine beredte Sprache, das ein Leben lang dazu bestimmt ist, in sich zu behalten oder herzugeben.

Verstehen wir so das Zustandekommen der Obstipation als Ausdruck des Zurückhaltens, des Für-sich-behalten-Wollens, so entsteht die nächste Frage nach dem Zurückgehaltenen selbst, nach der Thematik. Es mögen die hier geschilderten Fälle dazu verleiten anzunehmen, daß es sich bei dem Zurückgehaltenen immer um sexuelle Erlebnisse handelt. Dies trifft nicht zu. Wir haben genügend Beispiele dafür, daß die Thematik eine andere sein kann. So kenne ich einen Kollegen, der bei sonst normaler Verdauung regelmäßig einmal im Jahr obstipiert ist — wenn er seine Steuererklärung macht. Ich habe einen Bekannten, der anläßlich einer Reise in die Ostzone maximal obstipiert war, weil er vital und gewohnt, unverblümt seine Meinung zu sagen, dort zurückhalten mußte. Wir haben Patienten gehabt, die kriminelle Dinge zu verbergen hatten, und ich habe zu Anfang schon darauf hingewiesen, daß wir nicht selten eine Obstipation zu Beginn einer Psychotherapie erleben, wobei das Zurückgehaltene verschiedenster Art sein kann.

Wenn wir bei jungen Mädchen Retiniertes aus dem Bereich des sexuellen Erlebens fanden, so hat das seinen Grund darin, daß dieses das dominierende Problem der Pubertät ist. Es ist jedoch nicht das Erlebnis als solches, was das Verbergen, Zurückhalten, Verheimlichen bewirkt, es ist vielmehr die Angst vor dem Offenkundigwerden und dem damit verbundenen Verlust an Wert in den Augen der anderen. Dies scheint uns auch der Grund zu sein, warum eine psychogene Obstipation dieser Thematik praktisch nur bei weiblichen Jugendlichen vorkommt und nicht bei jungen Männern. Was für die einen Wertverlust bedeutet, ist für die anderen, so glaubt man wenigstens, Beweis der Männlichkeit.

Abzugrenzen ist diese Obstipationsform von der durch REHDER[1] als Obstipatio provocans virginum bezeichneten. Ob die dort für diese gegebenen sehr biologischen und mechanischen Erklärungen wirklich zutreffen, bleibt dahingestellt.

---

[1] Z. Psychother. 1, 161 (1951).

Nach unserer Erfahrung dominiert bei der Obstipatio provocans die Angst vor dem unbekannten und unheimlichen ersten sexuellen Erlebnis der durchweg jungfräulichen und völlig unaufgeklärten Patientinnen als auslösende Ursache der Obstipation. Die Unterscheidung beider Formen ist relativ einfach. Bei der Pubertätsobstipation besteht die Verstopfung immer auch während der Menses. Abführmittel wirken unzuverlässig, oft gar nicht mehr. Bei der Pubertätsobstipation wird das Erlebte zurückgehalten, bei der Obstipatio provocans steht die angstvolle Zurückhaltung vor dem Erleben im Vordergrund.

Finden wir so die Tendenz zur Zurückhaltung im Vordergrund, so erscheint uns ferner einleuchtend, daß wir diese Form der Obstipation häufig bei Kontaktgestörten finden, wie dies eindrucksvoll aus der dritten Krankengeschichte zu ersehen war.

Was die Form der Therapie anbetrifft, so ist sie aus der Zeitnot des Internisten geboren, und es war unser Wunsch, einen Weg zu finden, der auch ohne langfristige analytische Psychotherapie zum Ziele führt. Ich habe unser therapeutisches Vorgehen z. T. schon bei den einzelnen Fällen beschrieben; ich möchte es hier noch einmal zusammenfassen.

Zu Beginn der Behandlung steht die Anerkennung der Obstipation als Leid von Krankheitswert, nur die aus dieser Anerkennung ersichtliche Ernsthaftigkeit schafft das für die Therapie notwendige Vertrauensverhältnis zwischen Arzt und Patient.

Bei dem Erheben der biographischen Anamnese, der gezielten Befragung des Patienten, der genauen zeitlichen Einordnung des Obstipationsbeginnes in die Lebensgeschichte, suchen wir zunächst selbst die Entstehung der Obstipation zu verstehen. Gelegentliche, aber wichtige Hilfsmittel sind hier selbstgeschriebener ausführlicher Lebenslauf und Traum.

Im symptomanalytischen Gespräch vermitteln wir dem Patienten in plastischer Weise das Erleben der Zusammenhänge.

Erster und wirksamster Effekt der Therapie liegt im „Hergeben" des Verheimlichten im explorierenden Gespräch, der zweite in der Korrektur der falschen Verhaltensweise meist durch die Patientin selbst.

Wichtig ist bei lange bestehender Obstipation, wenn der Darm voller eingetrockneter Kotmassen ist, zu Anfang eine kräftige Entleerung entweder durch subaquales Darmbad oder Drastica, wenn vorher durch Abführmittel keine Entleerung zu erzielen war. Als letztes unterstützt man das Wiedereinschleifen des Defäkationsreflexes durch konsequentes Stuhltraining.

Fragen wir uns nun zum Schluß, was kann man durch ein derartiges therapeutisches Vorgehen erreichen, so liegt die Antwort auf der Hand. Die Therapie der psychogenen Obstipation rückt in den Wirkungsbereich des praktischen Arztes. Hier in der Klinik sehen wir, abgesehen von dramatischen Verläufen, nur die chronische Obstipation, und nur ein geringer Teil gelangt in stationäre Behandlung. Der praktische Arzt hat die Möglichkeit, den Beginn der Obstipation, die große Zahl der Patienten zu erfassen, die darunter leidet. Er alleine wäre in der Lage, auch den Abusus der Abführmittel zu verringern. Dieses aber war in unserem Vortrag unser besonderes Anliegen.

Kurztherapie einer Anfallskranken

Von

Panajotis Rotas (Freiburg i. Br.)[1]

Die folgende Krankengeschichte ist in vieler Hinsicht bemerkenswert. Entgegen unserer, sich auf anscheinend allgemein gültige Erfahrungen stützenden Prognose wurde durch eine psychotherapeutische Kurzbehandlung ein überraschender Erfolg erzielt. Insofern bildet das Referat dieses Falles auch einen Beitrag zur Frage der Indikationsstellung gezielter Kurzbehandlungen im Rahmen der aktiv-klinischen Psychotherapie.

Es handelte sich um eine 29jährige Hausfrau, die schon eine $1^1/_2$jährige Krankheitszeit hinter sich hatte. Ihr Zustand hatte sich in letzter Zeit dermaßen verschlechtert, daß sie fast dauernd im Bett lag.

Anfälle beherrschten das Krankheitsbild. Nach den Angaben der Patientin fällt sie dabei plötzlich um, später weiß sie nichts mehr davon. Wenn sie wieder zu sich kommt, ist sie am ganzen Körper steif. Dann löst sich langsam der Krampf, alle Gelenke und Muskeln schmerzen. Außerdem klagte sie über eine ständige Gefühllosigkeit auf der ganzen rechten Körperseite und über ein Nachlassen der Kraft im rechten Arm und rechten Bein. Weiterhin hatte sie heftige Kopfschmerzen und litt an Schlaflosigkeit. In jüngster Zeit bestanden eine hartnäckige Verstopfung sowie gelegentliche Harnverhaltungen.

Die Patientin kam mit einer Fülle von Untersuchungsbefunden der verschiedensten Voruntersucher zu uns. Die Vielzahl der Symptome erlaubte bislang keine endgültige Diagnose. Die neurologische Symptomatik hatte zunächst den Verdacht auf eine organische Erkrankung erweckt. Die Neurochirurgische Klinik der Universität Freiburg i. Br. (Prof. Dr. Riechert) überwies die Patientin zu uns. Auf Grund dieser Voruntersuchungen konnten wir den Verlauf der Krankheit objektiv verfolgen.

Anfang August 1956 wurde die Patientin einer operativen Korrektur eines Cervixrisses unterzogen. Leicht erhöhte Temperaturen und eine Leukocytose, die gleich nach der Operation eintraten, wurden auf eine eitrige Endometritis zurückgeführt. Acht Tage nach der Operation klagte sie über heftige, andauernde Kopfschmerzen. Zwölf Tage später bekam sie zum erstenmal einen kurzdauernden Anfall von Nackensteifigkeit. Da sich in den nächsten Tagen die anfallsweise auftretende Nackensteifigkeit wiederholte und die Patientin immer weiter über heftige Kopfschmerzen klagte, wurde sie in eine neurologische Klinik verlegt.

Hier trat der erste größere Anfall auf. Aus dem Bericht der Klinik entnehmen wir folgende Beschreibung: „Die Patientin war plötzlich für eine $1/_2$ Std. nicht ansprechbar. Die Nackensteifigkeit nahm erheblich zu. Es traten leichte klonische Kieferbewegungen auf. Die Pupillen

---

[1] P. Rotas, Abt. für klinische Psychotherapie, Landhaus Umkirch bei Freiburg i. Br.

waren auffallend weit, sie reagierten auf Licht. Für etwa 12 Std. war sie völlig desorientiert und klagte monoton über heftige Kopfschmerzen. Drei Tage später wiederholte sich ein derartiges Zustandsbild unter Temperaturanstieg auf 38,8 und Steigerung der Pulsfrequenz auf 140."

Auf Grund dieser Symptomatologie und des neurologischen Befundes wurde die Patientin der Neurochirurgischen Klinik mit der Verdachtsdiagnose „Cerebraler Prozeß mit akuten Einklemmungserscheinungen unklarer Ätiologie" überwiesen. Auch die Neurochirurgen sahen wiederholt Episoden von Nackensteifigkeit, Opisthotonus und Bewußtseinstrübung mit zeitweiligem Trismus. Während dieser Anfälle war die Patientin nicht ansprechbar, reagierte jedoch auf kräftige Schmerzreize. Die Corneal- und Pupillenreflexe waren gut auslösbar. Nach nochmaliger eingehender Untersuchung wurde die Notwendigkeit eines chirurgischen Eingriffes verneint. Man entschloß sich zunächst zu abwartender Haltung und zu einer späteren Kontrolluntersuchung. Erstmals wurde der Verdacht auf eine „psychische Überlagerung" geäußert. Als Grundkrankheit wurde dennoch mit Wahrscheinlichkeit ein organisch-neurologisches Leiden angenommen, ohne daß eine ausreichende differentialdiagnostische Klärung möglich gewesen wäre. In den der Entlassung folgenden Monaten häuften sich die Anfälle, sie traten oft dreimal täglich auf. Als dann auch wieder Episoden von Nackensteifigkeit hinzukamen, wurde die Patientin im August 1957 vorübergehend in die Medizinische Abteilung eines auswärtigen Krankenhauses eingewiesen. Man behandelte mit Sedativa und beobachtete keinen Anfall. Unter Milepsin hatte sie bis Dezember 1957 tagsüber keine Anfälle, dafür aber allnächtlich. Im Vordergrund ihrer Beschwerden stand in dieser Zeit die Hemianaesthesie rechts. Im Dezember 1957 wurde sie zu der vorgesehenen Kontrolluntersuchung in der Neurochirurgischen Klinik aufgenommen. Nach Entzug sämtlicher Medikamente bekam sie erneut auch tagsüber Anfälle. Einer davon wurde vom Arzt beobachtet:

„Die Patientin hatte zuerst rasende Kopfschmerzen auf der linken Seite. Sie drehte den Kopf mit großer Kraft nach rechts und bohrte ihn in die Kissen. Sie war bei Bewußtsein, erschien jedoch verwirrt, erzählte in schneller Reihenfolge unzusammenhängende Geschichten. Dann biß sie sich auf die Unterlippe, zuckte mit den Beinen. Danach kam es zu einer heftigen tonischen Streckung, die sich jedoch gleich wieder löste. Das linke Bein wurde eingezogen mit starker Tonisierung. Die Patientin war nicht ansprechbar, machte immer wieder dazwischen die Augen auf und schaute umher. Sie reagierte auf Schmerzreize nur auf der linken Körperseite. Nach 3 min war sie wieder voll ansprechbar. Das ganze Geschehen machte auf den Beobachter einen sehr demonstrativen Eindruck."

Durch die erneute Beobachtung verstärkte sich der Verdacht auf eine psychische Genese des Krankheitsbildes. Zwei Monate später wurde sie bei uns aufgenommen, nachdem sich der Zustand weiter verschlimmert hatte.

Wie schon erwähnt, hatten die zahlreichen, früheren neurologischen Untersuchungen zu keinem einheitlichen diagnostischen Ergebnis geführt. Unter anderem waren Störungen im Bereich der Hirnnerven und Beeinträchtigung der Koordinationsleistung festgestellt worden. Alle diese Befunde waren aber inkonstant. Eine gewisse Konstanz war lediglich hinsichtlich der Sensibilitätsstörungen auf der rechten Körperseite festzustellen gewesen. Liquor, Augenhintergrund, Arteriographie links und Ventrikulographie ergaben normale Befunde. Von besonderer Bedeutung waren die EEG-Befunde. Diese wurden von verschiedenen Experten vollkommen unterschiedlich beurteilt. Die vorhandenen Veränderungen wurden von einer Seite für sicher organisch-pathologisch gehalten, von anderer Seite für nicht verwertbar und noch im Bereich der Norm liegend angesehen.

Bei der Aufnahmeuntersuchung stellten auch wir eine Herabsetzung der groben Kraft und eine rechtsseitige Anaesthesie und Analgesie fest. Dabei wurde genau die Mittellinie als Grenze angegeben. Auffallend war der Befund beim Lagebeharrungsversuch. Dabei bog der rechte Arm nach rechts unten und der linke Arm nach links oben ab. Zum psychischen Befund fiel die gedrückte Stimmungslage auf. Die Patientin äußerte Zweifel, ob sie wieder gesund werden könne.

Mit der Aufnahmeuntersuchung verbanden wir das erste psychotherapeutische Gespräch. Dabei hatten wir einerseits den Eindruck, daß das Krankheitsbild auf dem Boden einer Konfliktsituation verstehbar sei. Die Symptomatik wäre dann in den Formenkreis der Hysterie einzuordnen. Die Prognose mußte in diesem Fall als sehr ungünstig erscheinen. Andererseits aber war auch von uns eine zusätzliche organische Erkrankung nicht mit genügender Sicherheit auszuschließen. Das Arzt-Patient-Verhältnis war somit von vornherein mit einer doppelten Ungewißheit belastet.

Unsere einleitende Bemerkung, eine gründliche Aussprache sei notwendig, nahm die Patientin mit sachlich zurückhaltender Bereitwilligkeit auf. Wir verlangten von ihr, daß sie aus diagnostischen Gründen keine Medikamente einnehme. Sie war — nicht ohne Bedenken — einverstanden.

Die biographische Anamnese ergab folgendes: Während der Schwangerschaft hatte die 27jährige und sonst gesunde Mutter eine Nephropathie. Deshalb blieb die Patientin Einzelkind. Die Geburt selbst war termingerecht und angeblich normal. Stillzeit 9 Monate. Normale frühkindliche Entwicklung. Mit 6 Jahren bekam sie Keuchhusten und hustete 6 Monate lang. Als sie 14 Jahre alt war, fiel der Vater in Rußland. Nach der Schule (gute Schülerin) wollte sie Säuglingsschwester werden, tat dies jedoch nicht aus einem Pflichtgefühl gegenüber der Mutter, die sie nicht verlassen wollte. Die körperliche Reifung war allgemein verzögert, die Patientin bekam die Periode erst mit 18 Jahren, nach Hormonspritzen. Mit 19 Jahren verliebte sie sich in ihren jetzigen Ehemann. Nach einer Verlobungszeit von 6 Monaten heiratete sie ihn, obwohl er von der Mutter abgelehnt wurde. Sie warnte ihre Tochter energisch und gab nur widerwillig die Zustimmung zur Hochzeit. Einige Monate später entstanden die ersten Spannungen in der Ehe. Die Patientin behauptete, ihr Mann habe sich als ein anderer Mensch erwiesen, als sie sich ihn vorgestellt hatte. Er habe sich als ein reizbarer, nervöser Mensch mit Wutausbrüchen entpuppt. Zwei Jahre nach der Hochzeit kam das erste Kind, eine Tochter. Vierzehn Tage nach der Geburt bekam die Patientin zum erstenmal eine Ohrfeige von ihrem Mann. Dies war für sie ein mehr als erschütterndes Ereignis. Etwas brach in ihr zusammen. Von nun war das Zusammenleben für sie ein auf Pflicht begründeter Zwang. Das Familienleben bereitete ihr keine Freude mehr. Auch im sexuellen Bereich hatte sie jedes Interesse verloren und versuchte ständig, ihrem Manne aus dem Wege zu gehen. Die Spannungen steigerten sich. Die Scheidung wurde eingeleitet. In letzter Minute entschlossen sich jedoch beide Teile, es noch einmal zu versuchen. 1955 kam das zweite Kind, ein Sohn. Die Atmosphäre zwischen den Eltern besserte sich auch dadurch nicht. Nun bekam die Patientin Periodenstörungen: stark verlängerte Blutungsdauer. Außerdem stellte sich ein hartnäckiger Ausfluß ein. Im August 1956 wurde der Cervixriß operativ korrigiert. Die jetzige Krankheit begann.

Die Einstellung der Patientin selbst zur Krankheit und zu ihren Problemen war folgende: Sie wußte nicht, ob ihre Konflikte mit der Krankheit in irgendeinem Zusammenhang stehen. Das Problem ihrer gescheiterten Ehe war ihr ganz bewußt. Zwar hatte sie keine Erklärung für die Änderung ihres Mannes. Sie war jedoch völlig überzeugt, daß sie selbst keine Verantwortung träfe und bekundete ihre Entschlossenheit, die Ehe zu trennen, sobald sie gesund wäre.

Um ein objektives Bild zu bekommen, überprüften wir Schritt für Schritt alle Angaben der Patientin. Das bedeutete Diagnostik und Therapie in einem. Ihr wurde die Möglichkeit eines gänzlich anderen Standpunktes nahe gebracht. Das

Problem der Mutter-Tochter-Beziehung rückte jetzt in den Vordergrund. Die Patientin war von ihrer Mutter nach dem Tode des Vaters streng und ängstlich erzogen worden. Das 14jährige Mädchen durfte nicht mit Gleichaltrigen näher zusammenkommen, dabei könne ihr etwas passieren. Die Patientin war in dem Käfig mütterlicher Fürsorge eingesperrt. Die Meinung der Mutter über einzelne Handlungen wurde ihr dauernd aufgedrängt. Die Mutter war nicht einverstanden mit der Wahl des zukünftigen Partners. Trotzdem wurde geheiratet. Die jungen Eheleute mußten aber in den ersten Jahren der Ehe aus finanziellen Gründen zusammen mit der Mutter wohnen. Die Mutter mischte sich in alle Einzelheiten des Haushaltes ein. Ihrem Schwiegersohn gegenüber machte sie dauernd feindselige Bemerkungen. Es kam sehr oft zu Streitigkeiten, bei denen die Tochter die Rolle des unparteiischen Richters übernahm. Auch als die Patientin eine eigene Wohnung hatte, änderte sich wenig. Die Mutter verbrachte ihre ganze freie Zeit, um Tochter und Enkelkinder fortwährend in allem und jedem zu unterweisen. Mit 29 Jahren wurde die Patientin immer noch mit Ohrfeigen bedroht, wenn sie nach Meinung der Mutter nicht den nötigen Gehorsam aufbrachte.

Als wir von der Patientin eine Beschreibung ihres Ehemannes erbaten, vernahmen wir mit Überraschung, daß sie uns ein ausgesprochen objektives Bild von ihm vermittelte. Außerhalb seines Hauses war er ein netter und anständiger Mensch. Er wurde von seinen Mitarbeitern geschätzt und geliebt und hatte eine große Anzahl von Freunden. Er war ein guter Vater, er trank nicht und hatte während der 9jährigen Ehe kein einziges Mal die Treue gebrochen. Auf die spätere Frage, ob es sich vielleicht nicht doch lohne, die Ehe wieder aufzubauen, zeigte sie sich bestimmt und lehnte ohne jedes Zögern ab. Es fehle ja die Grundvoraussetzung, die Liebe zu ihrem Manne. Diese Haltung nahmen wir als Tatbestand und stellten die Patientin vor die Konsequenzen. Die Frage, ob sie nach der Scheidung eine neue Ehe beabsichtige, beantwortete sie mit Ja, sofern sich ein Partner später finden würde. Das machten wir uns therapeutisch zu Nutze: Wir schlugen eine Überprüfung ihres Verhaltens vor, damit sie vielleicht doch von ihr begangene Fehler in einer neuen Ehe vermeiden könnte. Damit, mit diesem Umweg, war sie einverstanden. Darauf wurde mit ihr das Prinzip der Ehe besprochen. Dabei zeigte die Patientin ein richtiges und gesundes Verständnis für das Wesen der Ehe. Die Frage, ob sie sich ihrem Manne wirklich hingegeben habe, beantwortete sie mit Ja, wenigstens in der ersten Zeit. Hier wurde sie gefragt, ob es eine Form ehelicher Hingabe sei, die Rolle des Schiedsrichters zwischen dem Manne und einer feindseligen Person zu spielen. Sie möge sich in die Lage des Mannes versetzen, der eine junge Frau liebt und heiratet und somit eine Frau zu haben erwartet, die sich ihm gibt und der er sich geben kann, und anstatt dessen bekommt er eine Schwiegermutter, die ihn nicht leiden kann, und einen Schiedsrichter zwischen ihm und dieser Schwiegermutter in der Person seiner eigenen Frau.

Bis zu diesem Punkt waren nur zwei Gespräche geführt worden. Es folgte eine schlaflose Nacht. Als wir bei dem dritten Gespräch, die Technik der Anheimstellung verfolgend, die Patientin daran erinnerten, daß wir dabei waren, ihre evtl. begangenen Fehler zu besprechen, um deren Wiederholung in der nächsten Ehe zu vermeiden, sprang die Patientin plötzlich auf und fragte: „Von welcher neuen Ehe reden Sie denn?" Als wir sie an ihre vorherige Einstellung erinnerten, bekundete sie, das sei erledigt. Sie habe selbst viele und große Fehler begangen und sehe ihre einzige Pflicht darin, diese wieder gutzumachen. Sie berichtete über die vergangene schlaflose Nacht. In dieser Nacht habe sie über alles nachgedacht, und nun sehe sie alles aus einer ganz anderen Warte an. Sie sei bereit, die volle Verantwortung für ihre gescheiterte Ehe zu übernehmen.

Die erste Hürde war genommen. Wir konfrontierten sie nun mit der Möglichkeit, daß sie durch ihr Verhalten etwas endgültig verdorben habe, daß ihr Mann vielleicht gar kein Interesse mehr an der Ehe habe. Völlig bewußt der bevorstehenden Schwierigkeiten entschloß sie sich, ihren Mann wieder zu gewinnen. Als sie einen ganzen Tag vergebens auf seine Ankunft warten mußte, wobei sie mehrere Stunden wie ein frisch verliebtes Mädchen am Fenster verbrachte, empfand sie mit Erstaunen, daß sie ihren Mann genauso wie am Anfang aufrichtig und tief liebte. Erst jetzt erinnerte sie sich daran, daß auch in gespannten Zeiten sie oft besorgt auf ihn gewartet hatte.

Für die Psychotherapie war nun der Zeitpunkt gekommen, im Sinne der symptom-analytischen Technik den Zusammenhang des krankhaften Körpergeschehens mit der recenten Konfliktsituation zu erhellen. Das Gespräch verlief als Frage- und Antwortspiel. Die Patientin überstürzte sich förmlich in dem Bemühen, zutreffende Antworten zu finden. Es wurde ihr klar, daß ihre Krankheit der körperliche Ausdruck ihrer inneren Spaltung war. In ihrem Inneren bestand sie aus zwei Teilen. Der eine „linke" Teil empfand wie die Mutter und äußerte sich mit der Sprache der Mutter. Der andere „rechte" Teil war lebenskräftig und drängte nach Reife und Selbständigkeit. Der erste, abhängige Teil bekam im äußeren Verhalten die Oberhand. Der andere protestierte. Die Spannung führte zu Krämpfen und Zuckungen. Schließlich resignierte der nach Reife drängende Teil, er wurde schwächer und schwächer und hörte auf zu fühlen. Durch diese bildliche Darstellung kam es bei der Patientin zu einem „Aha"-Erlebnis. Sie akzeptierte alles spontan. Nun war das Ziel für sie klar erkennbar. Sie hatte ihrer natürlichen Bestimmung als selbständige, frauliche Persönlichkeit zu folgen. Mit Vertrauen erwartete sie die Lösung ihrer körperlichen Spaltung. Sie sprach nicht mehr von sich aus über die Halbseitenbeschwerden und begann unaufgefordert durch Tätigkeiten aller Art, die rechte Körperhälfte als die „gute Seite" zu trainieren. Von den übrigen Beschwerden war kaum mehr die Rede. Sie schlief gut, hatte keine Kopfschmerzen, Darm- und Blasenstörungen verschwanden. Sie entwickelte sich zu einem der aktivsten Mitglieder im Rahmen der Gruppentherapie. Darüber hinaus spielte sie stundenlang Tischtennis und Federball. Vordem Vernachlässigtes holte sie nach: Sie besorgte sich sorgfältig um ihr Aussehen und bemühte sich, eine hübsche und anziehende Frau zu sein. Parallel dazu bildete sich die körperliche Symptomatik zurück. Nach zwei Wochen war die grobe Kraft im rechten Arm normalisiert. Sie wurde in das Autogene Training eingeführt, wobei wir von Anfang an darauf bestanden, daß sie trotz der Gefühllosigkeit die Schwere im rechten Arm realisiere. Trotzdem kam es zunächst nur zu einem linksseitigen Schwereerlebnis. Die rechtsseitige Gefühllosigkeit erwies sich als relativ hartnäckig. Erst durch eine rhetorisch scharfe Konfrontierung wurde ihr auch dieses Symptom weggenommen. Sie sah ein, daß sie sich mit dem Restsymptom einen Ausweg offen halte, für den Fall, daß sie später zu Hause wider Erwartung erneut versage. Ihr Mann war im höchsten Grade erstaunt über die Veränderung seiner Frau. Seine Zweifel waren leicht zu beseitigen.

Die weitere Behandlung befaßte sich mit den bevorstehenden situativen Problemen. Im Mittelpunkt dieser Besprechungen stand das Verhältnis zur Mutter. Hier zeigte sich, daß die Patientin tatsächlich nicht mehr krankhaft an ihre Mutter gebunden war. Sie vermochte sich in die Intentionen der Mutter einzufühlen und machte sich bereit für bevorstehende Auseinandersetzungen. Aus eigener Initiative unternahm sie Omnibusfahrten und Kinobesuche, um ihre Angst vor abgeschlossenen Räumen zu überwinden. Sie hatte nämlich erlebt, daß diese Angst ein Ausdruck ihrer Unselbständigkeit war.

Nach insgesamt sechswöchigem Aufenthalt in unserer Abteilung wurde sie entlassen. Bei ihrer Entlassung konnten wir einen völlig normalen neurologischen Befund erheben. Es ist wichtig zu bemerken, daß sich auch der hartnäckige Ausfluß ohne medikamentöse oder lokale Behandlung fast völlig eingestellt hatte. Sieben Monate nach der Entlassung war sie ein völlig gesunder und lebensbejahender Mensch. Die Ehe ist glücklich. Es ist ihr gelungen, sich ohne Affekt von der Mutter zu distanzieren.

Diskussion. Eingehende theoretische Erörterungen würden über die Grenzen dieses Berichtes hinausgehen. Auch in diesem Falle kommt die Notwendigkeit einer mehrdimensionalen Diagnostik zum Ausdruck. Inwieweit eine pränatale Hirnschädigung (Schwangerschaftsnephropathie der Mutter) die Bedeutung eines bahnenden Faktors hat, ist schwer zu entscheiden, zumal die frühkindliche Entwicklung regelrecht war. In charakteristischer Weise finden sich später die Zeichen einer Totalretardierung. Als sicher pathogener, exogener Faktor muß die Persönlichkeit der Mutter gelten. Die eitrige Endometritis nach der Operation hat möglicherweise eine auslösende Rolle gespielt.

Eine weitere Frage ist die diagnostische Einordnung dieses Falles. In der Symptomatik hatten wir ein hysterisches Krankheitsbild vor uns. Dafür sprechen die Beteiligung der Willkürmotorik, die Sensibilitätsstörungen, das Anfallgeschehen sowie das Dramatisieren im Anfall. Dagegen spricht folgendes: Gegen hysterische Persönlichkeit: Fehlen einer konstanten Ausdrucksstörung, gegen hysterische Mechanismen: Fehlen der Zweckbetontheit. Gegen hysterische Lähmung: Rechtsseitigkeit bei Rechtshänderin. Demgegenüber spricht *für eine echte Organneurose*, die sich atypischerweise in dem Bereich der Willkürmotorik äußert, die Bereitschaft, mit Organfunktionsstörungen zu reagieren: Periodenstörungen, Ausfluß, Obstipation, Harnverhaltungen. Handelte es sich tatsächlich um eine echte, willkürunabhängige Organneurose, so bliebe die Frage der Symptomdetermination („Organwahl") offen. Wieder käme eine zerebrale Organminderwertigkeit in Betracht. Die inkonstanten neurologischen Befunde und die so schwer zu beurteilenden EEG's könnten in dieser Richtung verwertet werden. Würde man aber vom therapeutischen Erfolg aus urteilen, so rückt die symptomanalytische Auflösung in den Vordergrund. Unsere bildhafte, zunächst nur probatorisch gemeinte Interpretation führte bei der Patientin zu einem spontanen Evidenzerlebnis und legte den Weg zur Gesundung frei. Doch wir wollen mit Folgerungen nicht zu weit gehen. Wir müssen weitere Erfahrungen sammeln.